JN017496

看護師のための

POWER TO
OVERCOME

「困難を
乗り越える力」

自分を思いやる **8** つのレッスン

秋山美紀
MIKI AKIYAMA

✳ メヂカルフレンド社

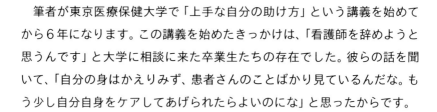

はじめに

　筆者が東京医療保健大学で「上手な自分の助け方」という講義を始めて
から6年になります。この講義を始めたきっかけは、「看護師を辞めようと
思うんです」と大学に相談に来た卒業生たちの存在でした。彼らの話を聞
いて、「自分の身はかえりみず、患者さんのことばかり見ているんだな。も
う少し自分自身をケアしてあげられたらよいのにな」と思ったからです。

　筆者は、自分のことを後回しにして患者に尽くす心優しい学生たちが、
看護師になってからもセルフケアできるようにと願ってこれまで講義を
してきました。その講義は大学から羽ばたいて、様々な場所で働く看護職を
対象にした研修へと発展しました。研修でいちばん心に残っているのは、
自分への思いやりをもつことの大切さを説明したときに、「自分のことを
考えてもいいんですか！」と驚く参加者たちの顔です。

　看護の現場で自分をすり減らして頑張っている看護師に、「自分への思
いやりをもってもいいんですよ」と伝えたいと願っていたところ、思いが
けず、メヂカルフレンド社から本書の依頼をいただき、今までの講義や研
修で行った内容を本にする機会に恵まれました。

　本書では、主にポジティブ心理学の技法を使って、看護師の心のセルフ
ケアの方法をお伝えしていきます。自分の思い込みに気づき、ありのまま
の自分を受け止め（マインドフルネス）、自分に思いやりをもつ（セルフ・
コンパッション）ための技法を紹介しています。
　また、様々なワークをとおして、自分が楽しいことや自分の良いところ
を探し、すべてのことに感謝できる自分を発見していきます。

今現在、看護の仕事に疲れ切ってしまい、人にやさしくできないと感じているあなたに読んでいただきたいと願って書きました。患者を大切に思うあなたが、同じように自分に目を向け、いたわることができるようになるための一助として、本書を活用していただければ幸いです。

　この本が皆さんの幸せに少してもお役に立てますように。

目次

Lesson

6　楽しいことを見つけよう　　81

Lesson

7　自分の良いところを見つけよう　　95

Lesson

8 すべてのことに感謝しよう　　**107**

表紙・本文デザイン：スタジオダンク
本文イラスト：スタートライン

Lesson ✤ 1

なぜ看護師は自分を助ける
方法を知ったほうがよいのか

① 看護師自身の健康と幸せを考える

② レジリエンスとは

ワークしてみよう！

▶ 逆境を思い出す
▶ 資源を掘り起こす

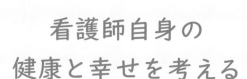

看護師自身の
健康と幸せを考える

1 ◉ 患者のケアをすることがつらくなってきたあなたに

　皆さんはどのような理由で看護師を志したのでしょうか。いろいろな理由があると思いますが、ほとんどの人は「苦しんでいる人を助けたい」「誰かのためになることをしたい」という理由だと思います。

　でも、この本を手に取ったということは、ケアをすることがつらくなってきたと感じているのではないでしょうか。それは、患者に寄り添っていこうと張り切っていた人ほど感じているかもしれません。

　複数の研究[1]～[3]で、医療従事者の40 ～ 60％が何らかの段階でバーンアウト*を生じることが明らかにされています。私たちは何らかのバーンアウトの対策を立てなければならないということがわかるでしょう。

　今まで看護師はあまりにも自分の身をかえりみず、ひたすら患者のために尽くし続けてきたのです。そしてそれが美徳のように言わ

---

*　バーンアウト（burnout）：これまで真面目に活発に仕事などに打ち込んでいた人が燃え尽きたように無気力な状態に陥ること。

れてきました。しかし、時代は変わりました。『平成22年版看護白書』[4]では、「われわれ看護職は、目の前の患者のためにあらゆる犠牲と献身を求められ、これに応えることが職業的な使命と信じてきた。しかし、この歴史が看護現場への定着を阻む構造を生み、大量養成・大量離職と潜在化の悪循環を断ち切れないまま現在に至っている」と述べられています。また、「患者の安全を守り質の高い看護を安定的に提供し続けるには、看護職が働き続けられる労働条件・労働環境がどうしても必要である。このことは決して看護職のエゴイズムではなく、専門職としての自律性であり、責任のあり様でもある」と指摘されています。

2 ○ 看護師の健康と幸せがケアの質を高める

今まで「患者さんを第一に」と考えてケアを行ってきた看護師は、自身のケア（セルフケア）をすることに後ろめたい気持ちをもつのではないでしょうか。でも、看護師も一人の人間です。自分の健康と幸せに目を向け、つらいときや疲労したときは自分自身をケアしてよいのです。看護師が自分を援助することはエゴイズムでは

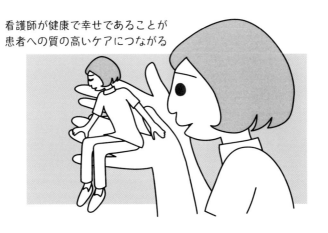

看護師が健康で幸せであることが
患者への質の高いケアにつながる

ありません。なぜなら、看護師が健康で幸せであることが患者への質の高いケアにつながるからです。

　たとえば、人は心身ともに疲れ切っているとき、誰かに優しくすることはできません。「最近、患者さんに優しくできなくなった」と感じるならば、セルフケアが必要なシグナルだと思ってください。

　この本では、看護師が自分の心のケアで「楽しみながら」できるワークをたくさん紹介します。どうか、あなたの心の傷口をケアし、そしてたくさんエネルギーチャージして、活き活きと生きていけますように、と願いながらすすめていきます。

2

レジリエンスとは

1 ○ レジリエンスとは

　看護師になるまでには、様々な困難や試練が待ち受けています。看護学校に入るために試験を受け、入学後の実習は慣れないことばかり、卒業までに学ぶカリキュラムでは膨大な量の知識を詰め込み、国家試験の勉強にも苦労したのではないでしょうか。看護師になってからも、知識や技術を得るために努力し、臨床現場では自分のふがいなさに涙を流したこともあると思います。人の生死にかかわる職業である看護師には、深刻な状況や困難な出来事がたくさん起こります。しかし、あなたが「今、ここに生きている」ということは、それらの逆境を乗り越え、適応してきたからといえるでしょう。これらの逆境を乗り越える力をレジリエンス*といいます。

　もともとレジリエンスは、「跳ね返る力」「弾力」という意味です。たとえば、ゴムボールを思い浮かべてください。指でゴムボールを押すと（ストレッサー）、ゴムボールはへこみます（ストレス反応）。そのへこみを跳ね返す力がレジリエンスです。また、逆境

＊　レジリエンス（resilience）：回復力、弾力、復原力の意味。困難で脅威的な状況にもかかわらず、うまく適応するプロセス、能力、結果をいう。

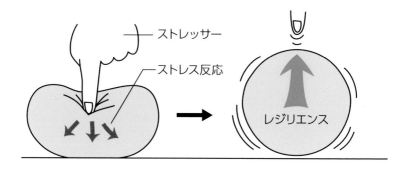

やトラウマなど、ストレスの原因（ストレッサー）に直面したとき
に適応するプロセス[5]のことをいいます。このように、レジリエン
スの定義には諸説あり、その人の「力」や「プロセス」、または良
好な「アウトカム」とされていますが、共通するのは「困難や逆境
を乗り越える」ということです。

　イメージするならば、たとえば強い風のなか、まっすぐに立った
大木は折れてしまいますが、柳はゆらゆらと揺れて風を受け流し立
ち直ります。この柳のようなしなやかさをイメージしてください。

2 ● レジリエンスの2つの側面と4要素

　小玉[6]は、レジリエンスには2つの側面があると述べています。
困難な、あるいは脅威的な状況に陥ってしまったときに、それを
「克服する力」「回復する力」と、困難な状況であるにもかかわら
ず、「良好な結果をもたらす力」「心が折れない力」です。

　ほかによく用いられているのは、グロットバーグ（Grotberg
EH）によるレジリエンスの3要素"I have""I am""I can"[7]で
す。

▶▶ "I have"（外部からのサポート）

- 家族のなかに1人またはそれ以上、信用できて無条件で愛してくれる人がいる
- 家族以外で、1人またはそれ以上、無条件で信用できる人がいる
- 自分の行動を適切に制限してくれる人がいる
- 自立できるように励ましてくれる人がいる
- 良いロールモデル（見本）となる人がいる
- 健康、教育、福祉サービスが利用でき、地域の人とのつながりがある

▶▶ "I am"（その人のもつ強み）

- 多くの人に好かれている
- ふだんは穏やかで気さくである
- 将来のために計画したことを達成できる
- 自分自身と他人を尊敬できる
- 共感し他人を気づかう
- 自分の行動に責任があり、その結果を受け入れる
- 自信をもち、楽観的で、希望にあふれている

▶▶ "I can"（自己効力感）

- 新しいアイデアや新しい方法を生み出すことができる
- やり遂げるまで、課題に取り組むことができる
- ユーモアがわかり、それを使って緊張を和らげることができる

- 他者とのコミュニケーションにおいて、考えや感じたことを表現することができる
- 学業、仕事、個人、社会など様々な問題を解決できる
- 自分の行動、感情、衝動、逸脱行動を管理できる

❀Lesson 2で解説するポジティブ心理学の視点から、ボニウェル（Boniwell I）ら[8]はこれに"I like"を加え、この4つの要素を「レジリエンスマッスル」としています。マッスル（筋肉）と名づけているのは、筋肉トレーニングのように、トレーニングを重ねることによって鍛えられるからです。

▸▸"I like"（ポジティブな感情を高める）

- 趣味活動に参加するのが好きである
- 面白い状況で楽しむのが好きである
- ほかの人のために良いことを行い、自分の関心を示すのが好きである
- 友達と笑い合うことが好きである

こうしてみると、レジリエンスは、「さらに力をつける」というよりも、「すでにもっている力に気づいてそれを伸ばす」といったほうがよいかもしれません。それは自分のなかの宝探しのようなものといえます。

看護師であるみなさんは、すでに素晴らしい力をもっています。次のワークで自分のなかの宝物を見つけ出してください。

■ ワークしてみよう！

Ⅰ　逆境を思い出す

　あなたが「すでに乗り越えた逆境」を思い出してください。このときに大事なのは、今は解決済みであるということです。

　今、いろいろ悩んでいることはいったん脇に置いて、「すでに乗り越えた逆境」を思い出します。あなたにはこれまで、受験、失恋、実習、国家試験、いろいろな試練や逆境に耐え、それらを乗り越えて「今、ここ」にいるのです。

　あなたの「すでに乗り越えた逆境」を書いてみましょう！

```



```

　その逆境から、どのようにして立ち直ったのですか？

```



```

　そのときに支えになった人は誰ですか？

```



```

そのときの出来事は、どんな意味をもっていたのでしょうか？

　上記のように、起きたことの意味を考えることは大切です。オーストリアの精神科医であり心理学者であるフランクル（Frankl VE）は、第二次世界大戦で強制収容所に収容されました。その経験を記したものが『夜と霧』（1947年）です。フランクルは、人間の極限状態での絶望や希望を語り、そのなかでも「生きる意味」を見出しました。

　フランクルの思想のエッセンスは、次のようにまとめられます[9]。

▶ どんなときも、人生には意味がある。

▶ なすべきこと、満たすべき意味が与えられている。

▶ この人生のどこかに、あなたを必要とする「何か」があり、あなたを必要とする「誰か」がいる。

▶ その「何か」や「誰か」は、あなたに発見され、実現されるのを待っている。

　その「何か」とは、あなたがすでにもっている力なのです。このワークと次のワークをとおして、自分のもっている力を探してください。

2　資源を掘り起こす

　自分のもっている力（自分のなかの宝物）を探す前に、外部の資源を掘り起こしていきましょう。

　外部の資源として、今、自分がもっている人間関係、自分のサポーターとなる人を書いてみましょう。

　あなたが大変なときに助けてくれた人は誰ですか？

あなたが大変なときに助けてくれそうな人は誰ですか？

いつもお世話になっている人は誰ですか？（家族、友達、上司、部下など）

　書き出してみると、「なるほど、自分はこれだけの人々に支えられているのだな」と感謝の念が浮かんできます。

　今一度、あなたを大切に思い応援してくれる、あなたの宝物となる人々を見渡してください。その人たちに「ありがとう」と手紙を書くのもよい[10] と思います。感謝を感じることは、健康と幸せを向上させるといわれています。また、感謝を表すことはその関係性を強くし、あなたからの感謝を受け取ったその人は、よりいっそうあなたの味方になってくれるでしょう。そうして、あなたの職場や身の回りで良いチームをつくっていってください。

ま と め

- ☑ 医療者の 40 〜 60％が何らかの段階でバーンアウトを生じている。

- ☑ これまでは患者への犠牲と献身が美徳とされたが、現在では看護師自身の健康と幸せが患者への質の高いケアを提供できることにつながる。

- ☑ 看護師は「今、ここ」に至るまでにいろいろなハードルを乗り越えてきている。

- ☑ 逆境を乗り越える力、プロセス、アウトカムをレジリエンスという。

- ☑ レジリエンスには「回復する力」と「心が折れない力」の2側面がある。

- ☑ "I have" "I am" "I can" "I like" の4要素をレジリエンスマッスルという。

文　献

1）Raab K(2014). Mindfulness, self-compassion, and empathy among health care professionals：a review of the literature. Journal of Health Care Chaplaincy, 20(3)：95–108.

2）Olson K, Kemper KJ, Mahan JD(2015). What factors promote resilience and protect against burnout in first-year pediatric and medicine-pediatric residents? Journal of Evidence-Based Complementary and Alternative Medicine, 20(3)：192-198.

3）Peters E(2018). Compassion fatigue in nursing：A concept analysis. Nursing Forum, 53(4):466-480.

4）日本看護協会（編）. 平成22年版看護白書. 日本看護協会出版会.

5）American Psychological Association（2020）. Building your resilience.
　＜https://www.apa.org/topics/resilience＞［2020. March 31］
6）小玉正博（2014）ヘこんでも折れないレジリエンス思考―復元力に富む「しなやかな心」の
つくり方. 河出書房新社.
7）Grotberg EH（2001）. Tapping Your Inner Strength：How to Find the Resilience
to Deal with Anything. New Age Books.
8）Boniwell I, Ryan L（2009）. SPARK Resilience：A teacher's guide. University of
East London.
9）諸富祥彦（2016）.『夜と霧』―ビクトール・フランクルの言葉. KKベストセラーズ.
10）Seligman ME, Steen TA, Park N, et al（2005）. Positive psychology progress：
empirical validation of interventions. American Psychologist, 60（5）：410-421.

Lesson ✽ 2

ポジティブ心理学とは

1 ポジティブ心理学の目的

2 ポジティブ心理学によるアプローチ法

3 ワークしてみよう!

▶ 最高の自分を知る

▶ 人生の満足度を高める3つの活動

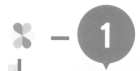

ポジティブ心理学の目的

　本書では、主にポジティブ心理学の技法を使って、看護師の心の
セルフケアについてお伝えしていきます。まずはポジティブ心理学
とは何かについて解説します。

1 ◎ ポジティブ心理学とは

　ポジティブ心理学*は、1998年に当時のアメリカ心理学会会長
のセリグマン（Seligman M）らによって創始されました。その目
的は、個人と社会を繁栄させる要因を見つけ、促進することです。
セリグマンの所属するペンシルベニア大学のホームページによる
と、個人やコミュニティが成長することを可能にするストレングス
（強み）**に関する科学的研究と定義されています。ポジティブ心理
学は、人々は、意味があり充実した人生を送ること、自分自身のな
かで最高のものを培うこと、愛、仕事、活動における体験を向上さ
せることを欲しているという信念に基づいています[1]。

---

*　ポジティブ心理学（positive psychology）：何が人、組織、地域を繁栄に導くか
を研究する心理学の一分野。一言でいえば、人の最適機能を科学的に研究すること。
**　ストレングス（strength）：個人がもっている強みのこと。患者や障害者のケア
において、本人の強みやポジティブな特性を引き出し活用する方法として用いられ
ている（Lesson 7参照）。

　看護師がポジティブ心理学を学ぶことは、ケアの対象者がより良い人生を過ごすためにどのようなケアが必要かを考えるときのヒントになると思います。

2 ◎ ポジティブ・シンキングとの違い

　ポジティブ心理学は、ポジティブ・シンキング*と混同されて用いられていますが、ポジティブ・シンキングのように、すべてをポジティブ（前向き）にとらえるのではなく、ネガティブな感情もまた受け止めることが大切としています。

　ネガティブな感情は、人が生き延びるために大切な感情です（❀ Lesson 3、p.39）。ポジティブ心理学では、ネガティブな感情をもつ自分を批判せず、まずは「自分は今、ネガティブになっている」と受け止めます。そして、さらに「こういう状況だからネガティブになるのも仕方がない」と優しい気持ちをもって理解します。

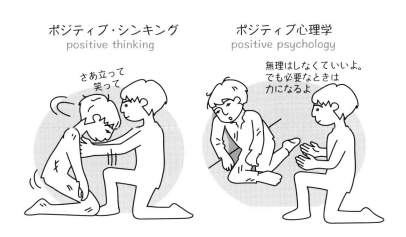

ポジティブ・シンキング
positive thinking

さあ立って
笑って

ポジティブ心理学
positive psychology

無理はしなくていいよ。
でも必要なときは
力になるよ

---

* 　ポジティブシンキング（positive thinking）：積極的思考，前向き（プラス）思考のこと。

　もともと心理学は、精神疾患や障害についてだけでなく、人間の
もつ優れた力（human strength）についても研究の対象にしてい
ました。しかし、第2次世界大戦後、心理学の研究分野は病気や障
害など、弱みに焦点が当てられるようになりました。セリグマン
は、心理学は弱いところを補い援助するためだけでなく、人間のも
つ良いものを育み養うために、もっと力が注がれるべきであると提
言しています[2]。

　看護の分野も同じように、もともとは人が健康で幸せになること
を目指していましたが、病気や障害などの弱みに注目し援助するこ
とを主な目的とするようになってきました。そして、看護を展開す
るに際し、患者のニーズを把握し、問題点を抽出し、それを解決す
るという方法を用いています。

　急性期の看護ではこのアプローチは有効で、効率性など多くの恩
恵を受けています。しかし、慢性期でセルフケアが自立している患
者には、問題を解決するというアプローチだけでは援助の方向性を
見失う場合もあります。

　ウェルビーイングを高めるという究極の目標を達成するには、マ
イナスをゼロにするだけの援助で十分でしょうか。プラス1をプラ
ス5にして、患者がもっと夢や希望をもって幸せになれるような援
助ができたらよいと思いませんか。

　このような援助は、現実離れした職人芸、匠の技と思うかもしれ
ません。しかし、ポジティブ心理学は、個人の幸せを科学的に追究
する学問です。この技法を取り入れた看護によって、誰でもそのよ
うな援助ができる可能性をもっています。

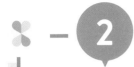

ポジティブ心理学による
アプローチ法

1 ◉ 従来の看護教育との違い

　従来、看護教育では、できないことや未熟な点を指摘し、課題を見つけてそれを乗り越えるという方法がとられてきました。しかし、これだけでは、課題を乗り越えるどころか、自信をなくす人も多いでしょう。とはいえ、生命を預かる仕事である看護において、できないことや未熟な点を見過ごすわけにはいきません。

　学生が萎縮することなく課題を見つけ乗り越えていくには、ありのままの自分の力を認めることが重要です。そうすることで、自分の改善すべき点も見えてきます。また、優れている点（強み）は、自分で気づいていない場合があるので、指摘を受けることもよいでしょう。ポジティブ心理学では、強みを発見して伸ばすようにアプローチします。改善するところは素直に認めて改善し、強みを発見して生かすというコンビネーションを用います。

　ポジティブ心理学で、あなたも自分の強みを見つけていきましょう。次のワークでは、未来の自分を想像していきます。

Ｉ　最高の自分を知る[3]

「未来の最高の自分とは」を考えてみましょう。たとえば、仕事、学習、対人関係、趣味、健康など、いろいろな分野で、未来の最高の自分について、15 分間で思いつく限り書き出します。

◆「未来の最高の自分」の書き方とポイント

- 最近の生活がどのくらい未来の最高の自分とかけ離れているか考えながら書き出します。
- 過去に目標を達成することが難しかった理由（経済的な事情、時間的な制約、障害となることなど）が思い浮かぶかもしれませんが、未来に照準を合わせ、最高の自分でいる輝かしい未来を想像します。そして、最高の自分を始めるために必要な状況の変化について考えます。
- 具体的に考えると、より効果的です。人生のパートナーや新しい友達について考える場合は、どのように交流するか、何を一緒にしたいかなど具体的に書き出します。今いる人とのより良い関係を想像したら、どんなことが今と違うのかを正確に想像してみます。
- 文法や誤字などは気にせず、自由に創造的にイマジネーションを膨らませて書き出します。

◆「最高の自分」とはどんな自分でしょうか。

仕事

学習

対人関係

趣味

健康

このワークをすると、自分の人生で自分が「本当は何を望んでいるか」がわかります[4]。そして、「未来の最高の自分」のために、今の自分がどうするべきかを考えることができるのです。ふだんは、できない理由ばかり考えてあきらめていることがいかに多いかがわかるでしょう。

また、現在の状況も書き出し、最高の自分に近づくために何が必要かを考えていくと、セルフコーチングにもなります。

実際に研修でこのワークを行うと、参加者の多くは「わくわくした」と答えます。「『これは無理かも』という制限をとりはらってください。本当は何がしたいですか」と質問すると、参加した看護師の皆さんは、いきいきと書き出していきます。

3 ◎ ワークをすることで元気になる

看護師対象の研修を行っていて嬉しいことは、皆さんの笑顔を見ることです。研修でのワークは「やるべきものだから仕方なく」ということが多いと思います。しかし、ポジティブ心理学の技法を取り入れたワークはポジティブな感情を喚起するため、参加者は楽しんでいます。研修会を企画した看護部からも「研修から1か月たっても元気で明るくて、感想を聞いて嬉し涙が出そうだった」と言われ、筆者も涙が出そうになりました。

このように、ポジティブ心理学の技法を取り入れたワークの特徴は「前向きになれる」「元気になれる」「明日の活力が得られる」ことです。看護師が元気でいれば視点は自然に患者に向かい、患者に寄り添ったケアを提供することができるようになります。

多忙な看護師は日々の業務に流されがちですが、意図的に時間を

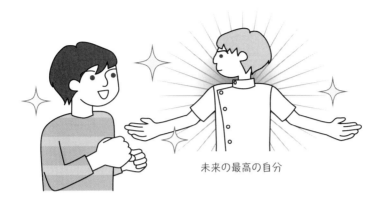

未来の最高の自分

つくり、自発的に物事を計画し実行することができると誇らしい気
持ちになるものです。何の予定もない休日や連休があれば、次の
ワーク5) に挑戦してみてください。友達や家族と一緒に参加しても
よいでしょう。

2　人生の満足度を高める３つの活動[5]

朝、目が覚めたら、次の指示を確認して、その日の計画を立てます。

◆指示

①何か一つ、一人で楽しめる活動を選んでください（例：音楽を聴く、テレビを見る、瞑想するなど）。選んだ活動のために、日中に時間を確保してください

②何か一つ、誰かと楽しめる活動を選んでください（例：コーヒーを飲みに行く、自転車に乗って出かける、映画を観に行く）。選んだ活動のために、日中に時間を確保してください

③何か一つ、個人的に重要で意味があると思う活動を選んでください（近所の人を助ける、病気の友人に電話し頼まれ事を引き受ける、地元の慈善団体が行っているボランティア活動をするなど）

④1日の終わりに、以上３つの活動を行ってみて、行っている間、または行った後に何が起こったのか記録してください

あなたは何をしましたか？　そしてどのように感じましたか？

活動によって、そのときの高揚感（わくわくする気持ち）や幸福感は変わりましたか。

すべての活動を終えて、今、あなたの心の中に残っているものは何ですか？

4 ◦ 人生の満足度を高める活動

このワークで指示された3つの活動は、①楽しいこと、②人とかかわること、③意味のあることです。この3つの活動は、人生の満足度を高めてくれます。人とかかわることと、意味のあることをする活動は、楽しみを追求することよりも、幸せに関連しているという研究結果があります[6]。また、いちばん満足度が高いのは、この3つが組み合わさった活動であることが示されています[6]。

この活動は、プライベートな内容の活動でもよいですし、もちろん看護にかかわる活動でもよいでしょう。看護自体が意味のある活

動といえますよね。日頃の業務で疲れていると、自分の行っている仕事の重要性を忘れているかもしれませんが、看護はそれ自体、意味のある重要な仕事です。

　病棟で、楽しく、スタッフ同士や患者を交えて活動をすることで、看護という仕事や人生の満足度が上がります。

ま　と　め

- [x] ポジティブ心理学は、個人と社会を繁栄させる要因を見つけ、促進するために、セリグマンによって創始されたムーブメントである。

- [x] ポジティブ心理学は、人々が意味のある充実した人生を送ること、自分自身のなかで最高のものを培うこと、愛・仕事・活動における体験を欲しているという信念に基づいている。

- [x] ポジティブ心理学はポジティブシンキングのことではない。

- [x] ポジティブ心理学は、マイナスをゼロにするだけではなく、プラス1をプラス5にすることも目指している。

- [x] ポジティブ心理学では、できないことや未熟な点にフォーカスして改善するのではなく、何ができなくて何ができるのかありのままに受け止め、できるところや強みにフォーカスするアプローチである。

文　献

1）Positive Psychology Center.

　＜Positive Psychology Center：https://ppc.sas.upenn.edu/＞［2020．March 19］

2）島井哲志（編）（2006）．ポジティブ心理学の背景と歴史的経緯．ポジティブ心理学―21世紀の心理学の可能性．ナカニシヤ出版．

3）Greater Good in Action．Best possible self．

　＜http://ggia.berkeley.edu/practice/best_possible_self＞［2020．March 19］

4）Sheldon KM, Lyubomirsky S（2007）．How to increase and sustain positive emotion：The effects of expressing gratitude and visualizing best possible selves．The Journal of Positive Psychology, 1（2）：73-82．

5）Greater Good in Action．Creating and recalling positive events．

　＜http://ggia.berkeley.edu/practice/creating_and_recalling_positive_events＞［2020．March 19］

6）Huffman JC, DuBois CM, Healy BC, et al（2014）．Feasibility and utility of positive psychology exercises for suicidal inpatients．General Hospital Psychiatry, 36（1）：88-94．

Lesson ✿ 3

私たちの思い込み

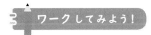

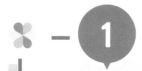

ネガティブスパイラル

1 ◎ ネガティブスパイラルとは

　不安や恐怖、怒り、嫉妬、寂しさなど、心に湧き起こるネガティブ*な感情について、多くの人は「もってはいけない」「もたないほうがよい」と思っています。そして、ネガティブな感情をもつ自分を責めることでイライラ、もやもやし、何度も思い出して反芻しては、落胆や失望という底なし沼にはまってしまいます。これをネガティブスパイラル**といいます。ネガティブスパイラルの状態を放置すると、ネガティブな考え方から抜け出せず、バーンアウトやうつにつながる危険性もあります。

　また、人はネガティブな情報のほうが記憶に残りやすいという性質をもっており、これをネガティビティバイアス***といいます。

---

* ネガティブ（negative）：否定的、拒否的、消極的、弱気なさまをいう。ネガティブキャンペーン（相手の欠点や弱点を攻撃・中傷する広告や活動）などのように使われる。
** ネガティブスパイラル（negative spiral）：もとは経済用語で、物価下落と景気悪化がスパイラル（螺旋）的に進展するデフレスパイラルからきている。
*** ネガティビティバイアス（negativity bias）：人はポジティブな情報（称賛など）よりも、ネガティブな情報（批判など）に影響を受けやすく、記憶にも残りやすい性質をもつことを表す心理学用語。

　筆者が講演を行ったときのことです。終了後のアンケートで、100人中98人は「満足」と答えていただきました。しかし、2人の方から批判的な意見をいただきました。筆者は98人の方から満足していただいたことを喜ぶべきなのに、2人の意見が気になって落ち込んだことがあります。

　このように、ネガティブな情報は心に残りやすく、私たちを落ち込ませます。

　しかし、ネガティブな感情をもつことは、悪いことばかりではないのです。実はネガティブな感情は、人が生き延びるために大切な感情なのです。

Lesson

3

私たちの思い込み

> **2 ○ ネガティブな感情が必要な理由**

　有史以前の昔、人々は常に危険にさらされた状態で暮らしていました。危険な動物がいつ襲ってくるかわからないという状況では、逃げるか戦うか、瞬時に判断する必要があります。つまり、不安や恐怖というネガティブな感情を発動できるほうが生き延びるのに有利だったのです。

　私たち看護職は人の悲しみや苦しみに寄り添う仕事をしています。その悲しみや苦しみから目をそらし、ポジティブなことだけ考えたり発言することは、患者さんに寄り添った看護はできなくなるおそれがあるのは想像できますよね。

　そして、仕事上ミスは許されませんが、細かい確認をするときは、ネガティブ感情を発動させたほうが、視野が狭まり重箱の隅をつつくように確認ができるわけです。

　だからいつもポジティブじゃなくても、いいのです。もしもポジティブになれない自分に悩んでいる人がいたら、ネガティブな感情は、必要な感情なのだと思って安心してください。

皆さんはディズニー映画の「インサイド・ヘッド」（原題：Inside Out）を見たことがありますか。

　ライリーという女の子の頭の中には、〈ヨロコビ〉〈カナシミ〉〈ビビリ〉〈ムカムカ〉〈イカリ〉という感情たちがいます。それぞれがライリーがよい人生を歩んでいくように、脳内の司令塔で大切な役割を担いながら働いている[1]のです。

　ライリーの脳内では、〈ヨロコビ〉がリーダーシップをとっています。〈ヨロコビ〉いっぱいの人生になればきっとライリーが幸せになると信じていたからです。

　筆者が劇中で一番共感したのは、実は〈カナシミ〉でした。でも〈カナシミ〉がライリーの思い出に触ろうとすると、その思い出が悲しくなるので、いつも〈ヨロコビ〉から、思い出に触らないようにと注意されています。「わたしなんていないほうがいいんだ」と〈カナシミ〉は自分の存在に自信がもてなくなります。

　私が一番好きな場面は、ライリーの空想上の友達のビンボンが、悲しんでいる場面です。〈ヨロコビ〉はビンボンを明るく励ましてなんとか笑顔になってもらおうとします。でもビンボンの気持ちは癒えません。そのとき、〈カナシミ〉がそっとビンボンの隣に行ってビンボンの悲しみに寄り添います。そこで初めてビンボンが笑顔を見せるのです。

　〈ヨロコビ〉は、〈カナシミ〉が誰かの気持ちを楽にするなんて、と信じられない気持ちになりますが、逆に〈カナシミ〉の存在意義を知るのです。

　この映画で私が学んだことは、人間はいろんな感情をもっていていい、ということです。

　いろんな感情があって、時には危険物があれば〈ビビリ〉、気持ちが悪いことがあれば〈ムカムカ〉し、不当なことをされれば〈イカリ〉が湧くのです。それが私たちの人生を彩っています。人間っ

て面白いと思いませんか。

　また、〈ヨロコビ〉は、〈カナシミ〉あっての〈ヨロコビ〉だと思いました。だからこそ人生は興味深いのですね。

　このようにネガティブな感情は自然なもので、「もってはいけない」「もたないほうがよい」ものではないのです。たとえば不安を感じている場合、「ネガティブになってはいけない」と否定するのではなく、その感情をまず受け止めるようにします。受け止めるということは、マインドフルネス（❀Lesson 4、p.54）にもつながります。

Lesson

3

私たちの思い込み

> ### 3 ◎ ネガティブスパイラルからの脱出法

　いままでネガティブな感情の必要性をお話ししました。そうは言っても、ネガティブな感情ばかりでは、私たちはつらくなります。ネガティブな感情が高じて、先ほどお話ししたネガティブスパイラルにはまってしまっては、バーンアウトになったり、うつを発症したりするおそれがあります。そこで、私たちはネガティブな感情に対処して、気持ちを少しでも楽にしていくことが必要になります。

1 ▶ 体を動かす

　ネガティブな感情、たとえば怒りが湧き起こるのは自然なこととしても、時には受け止めきれず爆発しそうになることもあります。そのときは、頭の中で考え悩み続けるのではなく、体を動かしてみましょう。運動（スポーツ）はもちろん、掃除でも散歩でも、手や体を動かすことをお勧めします。自分の考えを文字にして書き出すことも、ネガティブスパイラルを止めるのに役立ちます。

2 ▶ 思い込みに気づく

　「友達が待ち合わせの時間に、待ち合わせの場所に来なかったと

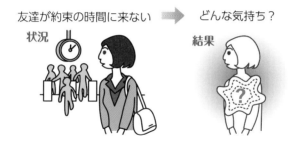

図3-1　ある状況が起これば、すぐ反応するのか？

アルバート・エリス（著），齊藤勇（訳）（2018）．現実は厳しいでも幸せになれる．文響社．より作成

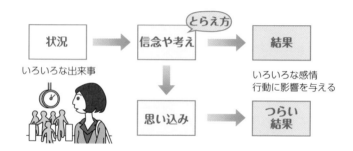

図3-2　とらえ方によって感情は変化する

アルバート・エリス（著），齊藤勇（訳）（2018）．現実は厳しいでも幸せになれる．文響社．より作成

き、あなたはどんなふうに思いますか」。筆者は、講演や研修で必ず尋ねます。すると、「心配になる」「腹が立つ」「嫌われてしまったと思う」など、100人いれば100通りの様々な気持ちが聞かれます。

　同じ状況にもかかわらず、そこで湧き上がる感情や考えが人によって違うのはなぜでしょうか。それは、私たちの感情は「状況→結果」という一方通行ではなく（図3-1)[2)]、私たち独自の信念や

考え（とらえ方）を通してみることによって違ってくるからです（図3-2)[2]。

1955年にエリス（Ellis A）はABC理論を作成しました。ABCのAはAdversity（逆境となること、状況）、BはBeliefs（信念や考え）、CはConsequences（逆境や非合理な考えがもたらす結果、感情)[2] です。自分には自分独自の考えやとらえ方があると気づくことで、同じ状況でも、考えやとらえ方によって、結果や生じる感情が変わってくることがわかります。考えやとらえ方が「思い込み」になると、不健全な情緒や結果となります。

これは論理療法の理論です。論理療法は、ベック（Beck A）の認知療法とともに、認知行動療法へとつながっていきます。

認知行動療法は、私たちの気持ち（感情）が、認知、つまりこころの情報処理のプロセスの影響を強く受けることに注目して、ストレスを感じたときの認知や行動に働きかけて問題解決能力を高める目的で開発された精神療法（心理療法)[3] です。

物事のとらえ方が「思い込み」になると苦しいですが、思い込むのではなく、状況をしなやかに様々な側面からとらえられるようになると、気持ちは楽になります。

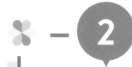

SPARKレジリエンス

1 ○ SPARKレジリエンスとは

SPARKレジリエンスは、イギリスの心理学者ボニウェル（Boniwell I）が開発したレジリエンスを高めるためのプログラム[4]です。

ではこのSPARKとは何なのでしょうか。それは、人が様々なとらえ方で物事を見て、それに応じた考えが湧き上がっているという感情の仕組み[5]であり、S（Situation：状況）、P（Perception：認知、とらえ方）、A（Autopilot：自動反応）、R（Reaction：行動）、K（Knowledge：知識）のことです。

すでにABC理論のところで述べましたが、私たちはある状況（S）に際して、自分の信念やとらえ方（P）によって、頭の中でいろいろなことが湧き上がって思いめぐらします（A）。私たちはその思いによって行動を起こします（R）。その行動によって得た知見を自分の頭の中に蓄積させ（K）、また同じような状況が起こったとき、自分の頭の中の知識をもとに行動します。

そうすると、自分の頭の中の知識が正しいと「思いこんで」しまうのです。これが、ネガティブスパイラルが起こる原因でもありま

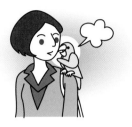

肩にのってささやくオウム

す。

　つらい状況があまりにも続くようなら、どこかで自分の考え方は偏っていないのか、思い込みではないのか、と検証する必要があります。

　SPARKレジリエンスプログラムは、認知行動療法をベースにしたものです。子どもから思春期までを対象とし、子どもでも認知行動療法が行えるように、物事のとらえ方をわかりやすくパターン化しています。

　そのために、「肩にオウムを飼っている」ことをイメージします。そして不測の事態が生じると、オウムが私たちにささやきかけます。オウムが物事のとらえ方となり、ささやきが自動思考[*]となるのです。

　このオウム（物事のとらえ方）は、おおよそ7種類います[4]。例として、❀Lesson 3の冒頭にあげた「友達が待ち合わせの時間に、待ち合わせの場所に来なかったとき、あなたはどんなふうに思いますか」で考えていきましょう。前出の図3-2の「とらえ方」にそれぞれのオウムのささやきが入るとイメージして読み進めてください。

───────────────
* 　自動思考：頭に浮かんでいる考え

2 ● ささやきかけるオウムのタイプ

1 ▶ 非難タイプのオウム

状況を人のせいにしがちで、たいてい怒りを感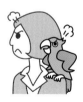
じています。

「なんで約束したのに来ないのよ！」「約束を破
るなんてけしからん！」と思う人はこのタイプで
す。

2 ▶ 正義タイプのオウム

物事に白黒をつけたがり、「正しいか正しくな
いか」にこだわります。公平、公正でないと感じ
ると動揺したり嫌悪を感じたりして不機嫌になり
ます。

「約束は守るべき！」「約束を破る人は許せな
い」と思う人はこのタイプです。看護師にはこのタイプが多いので
はないでしょうか。

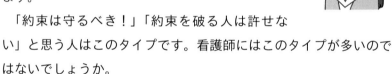

3 ▶ 敗北者タイプのオウム

自分は他人よりも劣っていると考え、敗北感、劣等感、憂うつな
どの感情に支配されています。

「やっぱり私はないがしろにされている」「私と
の約束なんて破られて当然」「きっと嫌われたの
ね」と思う人はこのタイプです。

4 ▶ 心配タイプのオウム ──────────

あらゆることを心配して、悪い状況になるのではとくよくよします。些細なことも大惨事のようにとらえ、怖れや緊張を感じます。

「友達が事故にあったのではないか」と心配する人はこのタイプです。

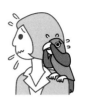

5 ▶ あきらめタイプのオウム ──────────

問題を目の前にすると、自分にはコントロールできないと感じて立ちすくみ、チャレンジすることをあきらめます。どうしようもない、なかったことにすると考えたりします。

「きっと来ないわ」「待っていても無駄」と思う人はこのタイプです。

6 ▶ 罪悪感タイプのオウム ──────────

出来事や状況を、すべて自分が悪いために生じていると考え、自分を責め続けています。罪悪感、心配、焦りが生じ、ネガティブスパイラルに陥ってしまいます。

「私がこんな約束をしたのが悪かった」「すべて自分の責任だ」と自分を責める人はこのタイプです。

7 ▶ 無関心タイプのオウム ──────────

問題から目を背け、放っておけばそのうち何とかなると根拠なく信じ、解決策を考えません。楽観主義になったり、どうでもいいとなげやりになったりします。

「まあ、そのうち来るんじゃない？」「来なくても構わない」と思

う人はこのタイプです。

　このように、とらえ方は様々です。自分のとらえ方に固執すると「思い込み」となり、自分自身を苦しめることになります。状況が同じでも、とらえ方によって気持ちは変わってくると理解して、今はこう感じているけれど、ほかにはどのようなとらえ方があるのかを考えると「思い込み」から脱することができます。

　認知行動療法では、そのように考えたことについて根拠と反証を明らかにしバランスをとりますが、SPARKレジリエンスでは、子どもにもわかりやすいように「オウムくんの裁判」という形にして、弁護人（根拠）と検察官（反証）、そして証人も交えて事実を吟味していきます。肩にとまってささやき続けるオウムを「飼い続けるのか」「教育するのか」「手放すのか」判決を下します[4]。

　足立ら[5]は、この７つのオウムのほかに、「励ましオウムくん」を登場させました。励ましオウムは「やればできるよ、がんばろう」と励まし、ポジティブ感情をもたらすことを目指しています。

　ちょうど、❀Lesson 5に登場するセルフ・コンパッションが「励ましオウムくん」のような役割をします。気になる方は、セルフ・コンパッションも参照してください。

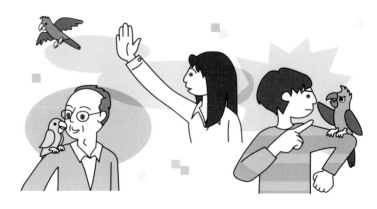

「オウムくんの裁判」

　前述したように、ネガティブな感情は生き延びるために必要な自然な感情なので、無理に捨てる必要はありません。ただし、あまりに「思い込み」が強くなってつらい場合は「手放す」ことも必要かもしれません。「思い込み」でつらくなったときは、「同じ状況でもとらえ方によって感じ方は変わる」ということを思い出し、様々な選択肢が用意できるとよいでしょう。

✏ ワークしてみよう！

Ⅰ　あなたのオウムくん

あなたが困った状況はどんな状況ですか。

（記入欄）

そのときどんな気持ちになりましたか。

（記入欄）

あなたの肩にのってあなたにささやいているのはどのオウムくんですか。

（空欄）

オウムくんの言っていることを支持する根拠はなんですか。

（空欄）

オウムくんの言っていることに反対する根拠はなんですか。

（空欄）

裁判官の判定はどうでしたか。オウムくんを「飼い続けるのか」「教育するのか」「手放すのか」あるいは、別のオウムくんを飼いますか。

（空欄）

今、どんな気持ちですか。

（空欄）

ま と め

- ✓ ネガティブな感情をもって、くよくよして何度も繰り返し反芻してると、底なし沼にはまるように堂々巡りになることをネガティブスパイラルという。

- ✓ 人はネガティブな情報のほうが記憶に残りやすいという性質をもっており、これをネガティビティバイアスという。

- ✓ ネガティブな感情は危険を察知し、生き延びるのに役に立つ。

- ✓ 私たち看護職は人の悲しみや苦しみに寄り添う仕事をしているので、その悲しみや苦しみから目をそらさずにはいられない。

- ✓ 「ネガティブになってはいけない」と否定するのではなく、その感情をまず受け止める。

- ✓ ネガティブな感情を受け止め切れないときは、まず体を動かす。

- ✓ 同じ状況下でもその人の考え方・とらえ方によって、その後の結果・感情は異なる。

- ✓ とらえ方はしばしば「思い込み」となり、私たちを苦しめる。

- ✓ つらいときは「思い込み」になっていないか、ほかの考え方はないか、しなやかに考えられるように心がける。

文 献

1)石原真弓(2015). CD付ディズニーの英語「コレクション10インサイド・ヘッド」. KADOKA-WA.
2)アルバート・エリス(著), 齊藤勇(訳)(2018). 現実は厳しい でも幸せにはなれる, 文響社.

3) 大野裕, 田中克敏 (2017). 保健, 医療, 福祉, 教育にいかす簡易型認知行動療法実践マニュアル, PHP研究所.

4) Boniwell I, Ryan L (2009). SPARK resilience：A teacher's guide. University of East London.

5) 足立啓美, 鈴木水季, 久世浩司, イローナ・ボニウェル (2014). 子どもの「逆境に負けない心」を育てる本—楽しいワークで身につくレジリエンス, 法研.

Lesson ✿ 4

ありのままを受け止めよう（マインドフルネス）

① マインドフルネスとは

② マインドフルネスの実践

ワークしてみよう！

▶ レーズンエクササイズ

▶ 呼吸の瞑想

▶ ボディスキャン

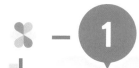

マインドフルネスとは

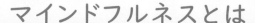

マインドフルネスは、最近では看護系の学会や研究会で発表されたり、また雑誌のテーマとして取り上げられたりするようになりました。

筆者は看護師対象の研修にマインドフルネスの実践を取り入れますが、「マインドフルネスは初めてです！」という声をよく聞きます。マインドフルネスという言葉を聞いたことはあるけれど、内容はよく知らないという方が多いようです。

マインドフルネスは、ストレス低減プログラムとして知られており、瞑想や様々なトレーニングによって実践することができます。その中心となる考え方は、今、ここにいる自分を、良い悪いの判断を加えることなく、あるがままに受け止めるということ、「今、ここに集中する」ということです。

1 ○ 「気づき」の力

「今、ここに集中する」ために、マインドフルネスでは、何かを考えるというのではなく、「気づきを向ける」という方法を用います。看護師は、ふだんから患者を観察するときに五感という「気づ

き」の力を用いています。それと同じように、マインドフルネスは、五感を生かして、目に見えるもの、聞こえるもの、香り、味わい、触れるものに集中して「今、ここ」で感じ取ります。このように、マインドフルネスは、「気づき」の力によって看護の原点を支えるものともいえるでしょう。

2 ◉ マインドフルネスの効果

1 ▶ インシデントの防止

　看護師になったばかりの、新人の頃を思い出してみてください。初めてのことや慣れないことが多く、常に緊張感をもっていたのではないでしょうか。緊張することは悪いことのようにとらえられがちですが、言い換えると新人の頃の新鮮な気持ちでいられるということであり、集中している状態といえます。仕事に慣れてくると、考えることなく「体が覚えて動く」ようになります。これは飛行機の自動操縦モードのような状態であり、実はインシデントやエラーが発生しやすいのです。

　マインドフルネスは「今、ここに集中する」ことです。その瞬間に集中し、感じ取ったありのままを受け止めるため、注意力や集中力が保たれ、インシデントを防止することができます。

2 ▶ ストレスの軽減

　私たちの悩みのほとんどは、「あんなことをするんじゃなかっ

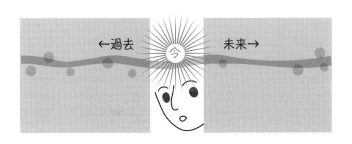

←過去　　今　　未来→

た」という過去に対する後悔や、「お金がなくなったらどうしよう」のような未来への不安によるものです。マインドフルネスでは「今」という現在に集中するため、過去を悔やんだり未来を憂えたりすることが減ります。

　マインドフルネスを実践しても、最初はそれほど変化を感じないかもしれません。しかし、マインドフルネスの瞑想を続けるうちに、否定的な考えにとらわれないで、あるがままに物事を受け入れ、ストレスが軽減していることを実感するようになります。

3 ▶ 医療チームへの影響

　システマティックレビュー *によると、マインドフルネスの実践によって、看護師の精神的健康の向上、同僚や患者との良好な人間関係の構築、看護師の専門的な技能や行動への良い影響が示唆されています[1]。また、マインドフルネスによってチームの意思疎通が良くなり、お互いを助け合うようになれば、医療事故の防止にも役立ちます。

---

* 　システマティックレビュー：研究課題について、質の高い研究を系統的に、バイアス（偏り）を最小限にするようにまとめて、エビデンスの統合や評価を行うこと。

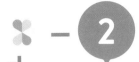

マインドフルネスの実践

1 ○ マインドフルネスストレス低減法とは

マサチューセッツ大学のカバット-ジン（Kabat-Zinn J）は、仏教の瞑想をもとに、マインドフルネスストレス低減法（MBSR）*を開発しました。瞑想というと、長時間の座禅や、悟りを開くような厳しい修行を連想するかもしれませんが、マインドフルネスは、座って行うだけでなく、電車に乗っているときや歩いているとき、もちろん病棟でも実践できます。

2 ○ マインドフルネスストレス低減法の効果

1 精神面への効果

不安症患者の不安の低減[2]、慢性心不全患者の不安やうつの低減効果[3] が認められています。また、2型糖尿病患者で、うつの低減と健康状態の向上[4] がみられたという報告もあります。

---

* マインドフルネスストレス低減法（mindfulness based stress reduction：MBSR）：1970年代にカバット-ジンによって開発された、マインドフルネスを活用してストレスを低減するためのプログラム。呼吸の瞑想（p.60）、ボディスキャン（p.61）、スタンディング・ヨガなどの技法がある。

喘息患者[5] と乳がん患者[6] において、ストレスの低減とQOLの向上も報告されています。

2 身体面への効果

乳がん患者において不眠の改善[7] や、高血圧患者の血圧の低下[8]、閉経期前後の患者のホットフラッシュの頻度の減少[9]、過敏性大腸症候群の患者の症状の著しい改善[10] が報告されています。また、慢性疼痛のある患者を対象にした60件の論文のレビューでは、マインドフルネスをベースとした介入が疼痛を低減している[11] ことが示されています。

みなさんも、マインドフルネスの実践に興味がわいてきたと思います。次に、マインドフルネスを体験してみたいという人にちょうどよいワークを紹介します。

ワークしてみよう！

I レーズンエクササイズ

レーズンエクササイズは「食べる瞑想」といわれています。食べる瞑想とは、食べ物を口に入れ、そのひと口に集中してゆっくりと味わい気づきを得るものです。このエクササイズを含めた MBSR の有効性についてのレビュー[12] では、ストレスと不安の低減に効果があると報告されています。

◆指示

①レーズン（レーズンが苦手な人はチョコレートなど、好きなもの）を用意する
②袋からレーズンを取り出し、親指と人差し指でつまみます

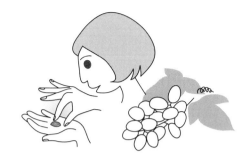

　　どんな感触ですか？
③レーズンを手のひらにのせ、初めて見るもののように好奇心を
　もって集中して見ます
　　形や色はどうですか？　「こんな色をしているんだ」「しわがたく
　さんある」「小石のよう」など
④レーズンを手のひらで転がします
　　どんな感触ですか？
⑤レーズンのにおいをかぎます
　　どんなにおいがしますか？　その香りを楽しんでください
　「食べたいなあ」などの気持ち、おなかが鳴ったり、唾液が出て
　きたりしませんか？　においによって生じた気持ちや体の反応を
　感じてください
⑥レーズンを唇に触れさせます
　　どんな感触ですか？
⑦舌で少しレーズンをなめてみます
　　どんな感触ですか？
⑧口の中にレーズンをふくみ舌でレーズンに触れます
　　どんな感触ですか？
⑨レーズンを少しかんでみます
　　どんな感触ですか？　どんな味がしましたか？　自分の身体や気
　持ちでほかに感じたことはありますか？
⑩レーズンをもう一度かみます
　　どんな味がしますか？
⑪レーズンを1回かむごとに集中して感触を味わい、楽しみます

⑫十分に味わいつくしたら、レーズンを飲み込みます

　　どのようなのど越しですか？

⑬飲み込んだ後、レーズンが胃に下りていくのを感じます

⑭体全体で感じます

　このエクササイズをすると、「こんなに時間をかけてレーズンを食べたことがなかった」「1粒のレーズンでも時間をかけて食べたらおなかがいっぱいになった」という感想をいただきます。

　あなたはどのように感じましたか？　感想を書いてみましょう。

　「今、ここに集中する感覚」がどういうものか、つかめましたか。それでは次のワークを行ってみましょう。

2　呼吸の瞑想

　呼吸をするときに生じる感覚に意識を集中しながら呼吸をします。これは呼吸の瞑想とよばれます。

◆指示

①呼吸をしながら、鼻に息が通っているのを感じます

②鼻を通る息に集中します

　呼吸を続けていると、「今日の晩ごはんはどうしようか」「帰りに買い物に行こう」など、いろいろな雑念が頭に浮かんできますが、呼吸の瞑想に慣れないうちはそれでいいのです。「今、別のことを考えていたな」と受け止め、また鼻を通る息に意識を向けます。「いけない！」と思うのではなく、「別のことを考えていたな」と受け止めるだけでよいのです。

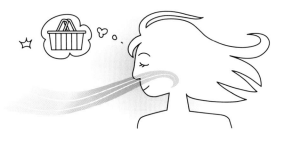

しばらくするとまた別のことを考えていたりしますが、そのときも「別のことを考えていたな」と受け止め、鼻を通る息に集中します。いろいろな考えが行きつ戻りつ浮かんできますが、そのつど「鼻を通る息に集中」します。

呼吸の瞑想を実践してどうでしたか？　感想を書いてみましょう。

```
┌──────────────────────────────────────────┐
│                                          │
│                                          │
│                                          │
│                                          │
└──────────────────────────────────────────┘
```

3　ボディスキャン

全身をスキャンするように、身体に意識を向けて気づきを得るワークです。
床に横になることができれば横になり、できなければ、椅子に座って行います。

◆指示

```
┌──────────────────────────────────────────┐
│ ①床に横になり、足を少し開きます（椅子に座って行ってもよいです）   │
│ ②床（または椅子）に身を任せ、体の重さ、体が床（または椅子）     │
│ 　に接していることを感じます                        │
│ ③体のそれぞれの部位の感覚に意識を向けます。左足のつま先から      │
│ 　始め、踵、足首、ふくらはぎ、膝、太ももへと、ゆっくり意識を     │
│ 　向けていきます                              │
│ 　温かさ、硬さ、どんな感覚も受け入れ、感じることに集中します      │
└──────────────────────────────────────────┘
```

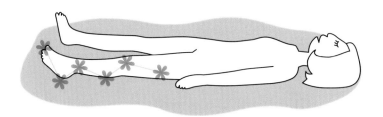

　緊張や痛みなどの強い感覚があれば、その感覚に意識を向け、やさしく受け入れ、呼吸を続けます

④左足が終わったら、同じように右足にも行います

⑤おしり、おなか、胸、心臓の鼓動、左手、左腕、左肩、右手、右腕、右肩、首、顔、口、唇、舌、顔のすべて[13]、それぞれの身体の部位に意識を向けます

　呼吸をするたびに、筋肉や骨、臓器や細胞が新しく生まれ変わっていくことを意識します

⑥最後に通常の呼吸に戻り、「今日も一日良いことがある」と感じながらワークを終えます

　ボディスキャンを実践して、どんな感覚や気づきを得ましたか？　感想を書いてみましょう。

3 ◉ 病棟でできるマインドフルネス

"The Mindful Nurse"[13] という本の中で、看護師が病棟で勤務中にできるものを紹介しています。

1 ▶ マインドフル手洗い

初めて行うことのように手を洗います。手を洗いながら、お湯の温かさ、お湯が皮膚を伝って流れる感覚、せっけんの香りを感じます。指の一本一本、手背、指の間、手首を念入りに洗いながら、手を洗うことを楽しみ、ストレスがお湯で流れていくことをイメージします。

2 ▶ マインドフル移送

気軽な気持ちで立ち上がり、患者に近寄り、患者と顔を見合わせます。腰に負担がかからないように、膝をしっかり曲げてスクワットをします。このとき、腰よりも脚の筋肉に負荷がかかるようにします。また、背中をまっすぐにして腹筋を使います。足を伸ばして立ち上がり、患者を自分にできる限り引き寄せます。

そのほかにも、いろいろな作業中にマインドフルネスの気づきをもち、意識を向けて行います。「今、ここに心を寄せること」は、決して特別なことではありません。マインドフルネスの語義は「念」ですが、これは「今」と「心」で構成されています。

マインドフルネスは、ストレス低減の効果だけでなく、「医療行為にしっかり注意を向ける」ことによってインシデントを防止することができます。また、「患者にしっかり注意を向ける」ことによって、患者の安全と幸せを守ることにつながっていきます。

☑ マインドフルネスとは、「今、ここ」に集中し、余計な考えにとらわれずに、良いとか悪いとか判断を加えずに受け入れることである。

☑ マインドフルネスは五感を用いて気づきの力を支えるものである。

☑ マインドフルネスは、ストレスの低減だけではなく、エラーの防止にも役立つ。

☑ MBSRのうつ、不安などの精神的効果、疼痛などの身体的効果は多数報告されている。

☑ マインドフルネスにおいて代表的なものは、レーズンエクササイズ、呼吸の瞑想、ボディスキャンなどがある。

☑ マインドフルな手洗いなど、病棟でできるマインドフルネスもある。

文　献

1) Guillaumie L, Boiral O, Champagne J (2017). A mixed-methods systematic review of the effects of mindfulness on nurses. Journal of Advanced Nursing, 73 (5): 1017-1034.

2) Hoge EA, Bui E, Marques L, et al (2013). Randomized controlled trial of mindfulness meditation for generalized anxiety disorder: effects on anxiety and stress reactivity. Journal of Clinical Psychiatry, 74 (8): 786-792.

3) Sullivan MJ, Wood L, Terry J, et al (2009). The Support, Education, and Research in Chronic Heart Failure Study (SEARCH): a mindfulness-based psychoeducational intervention improves depression and clinical symptoms in patients with chronic heart failure. American Heart Journal, 157 (1): 84-90.

4) Hartmann M, Kopf S, Kircher C, et al (2012). Sustained effects of a mindfulness-

based stress-reduction intervention in type 2 diabetic patients：design and first results of a randomized controlled trial（the Heidelberger Diabetes and Stress-study）. Diabetes Care, 35（5）：945-947.

5）Pbert L, Madison JM, Druker S, et al（2012）. Effect of mindfulness training on asthma quality of life and lung function：a randomised controlled trial. Thorax, 67 （9）：769-776.

6）Carlson LE, Doll R, Stephen J, et al（2013）. Randomized controlled trial of Mindfulness-based cancer recovery versus supportive expressive group therapy for distressed survivors of breast cancer. Journal of Clinical Oncology, 31（25） ：3119-3126.

7）Andersen SR, Würtzen H, Steding-Jessen M, et al（2013）. Effect of mindfulness-based stress reduction on sleep quality：results of a randomized trial among Danish breast cancer patients. Acta Oncologica, 52（2）：336-44.

8）Hughes JW, Fresco DM, Myerscough R, et al（2013）. Randomized controlled trial of mindfulness-based stress reduction for prehypertension. Psychosomatic Medicine, 75（8）：721-728.

9）Carmody JF, Crawford S, Salmoirago-Blotcher E, et al（2011）. Mindfulness training for coping with hot flashes：results of a randomized trial. Menopause, 18 （6）：611-620.

10）Zernicke KA, Campbell TS, Blustein PK, et al（2013）. Mindfulness-based stress reduction for the treatment of irritable bowel syndrome symptoms：a randomized wait-list controlled trial. International Journal of Behavioral Medicine, 20（3）：385-396.

11）Reiner K, Tibi L, Lipsitz JD（2013）. Do mindfulness-based interventions reduce pain intensity? A critical review of the literature. Pain Medicine, 14（2）：230-242.

12）Praissman S（2008）. Mindfulness-based stress reduction：a literature review and clinician's guide. Journal of the American Academy of Nurse Practitioners, 20 （4）：212-216.

13）Sheridan CB（2016）. The Mindful Nurse：Using the Power of Mindfulness and Compassion to Help You Thrive in Your Work. Rivertime Press.

Lesson

4

ありのままを受け止めよう（マインドフルネス）

Lesson ✾ 5

自分に思いやりをもとう
（セルフ・コンパッション）

1 セルフ・コンパッションとは

2 セルフ・コンパッションを高めよう！

ワークしてみよう！

▶ 慈悲の瞑想

▶ セルフ・コンパッションの声を出してみよう！

▶ 自分で自分を抱きしめてみよう！

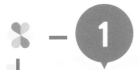

セルフ・コンパッションとは

　実は筆者が看護師の皆さんにいちばんお伝えしたいことは、セルフ・コンパッション＊です。セルフ・コンパッションは、簡単に言うと「自分への思いやり」のことです。

　筆者が講演などで「自分への思いやりをもちましょう」とお話しすると、ほとんどの看護師は、「自分を甘やかすことになりませんか」「思い上がるのではないですか」「思いやりはまず患者さんに向けるべきではないですか」と疑問を口にします（この３つの疑問については次節で解説します）。看護師のなかには日頃から「自分の身は二の次にして、患者さんにケアをしなくては」と思い込んでいる人が多く、患者への献身が美徳とされてきたために、「自分に思いやりなんてもっていいのか」と戸惑います。

　その思いはいったんわきに置き、まずは自分に思いやりをもっていただきたいのです。そして自分がエネルギーで満たされてから患者に向き合えばよいのです。セルフ・コンパッションは自分を甘やかすことではありません。これについて説明する前に、まずは「コ

＊　セルフ・コンパッション（self-compassion）：マインドフルネスで用いられる技法の一つ。自分に向ける思いやりや優しさのことで、あるがままの自分を肯定的に受け入れる心理状態をいう。アメリカの心理学者ネフ（Neff C）が提唱[1]。

ンパッション」について説明します。

> ### 1 ○ 思いやりの種類：エンパシーとコンパッション

　わが国の「看護に関する世論調査」では、望ましい看護師のタイプとして79.5%が「優しさ、思いやりがある」をあげていました[2]。思いやりは看護にとって、仕事の核となるものです。これからいろいろな業務がAI（人工知能）にとって代わられる時代がやってくるでしょうが、人を思いやる気持ちをAIが代替することはまずないでしょうし、あったとしても一番最後でしょう。この人を思いやる気持ちには、エンパシーとコンパッション*の2種類があります。

　エンパシーは、人の痛みや苦しみを見て、その痛みや苦しみを自分のことのように感じることをいいます。人の痛みがわかることは看護師にとって大切な資質ですが、あまりに強く痛みを感じると良い患者-看護師関係が結べなくなります。

　一方、コンパッションも、相手の痛みや苦しみを理解する気持ち

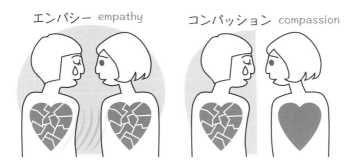

エンパシー empathy　　　コンパッション compassion

---

*　エンパシー（empathy）、コンパッション（compassion）：エンパシーは感情移入や同情を、コンパッションは、助けたいという深い思いやりやあわれみ、共感を意味する。

をいいますが、それが自分の痛みや苦しみにはなりません。そして、その痛みや苦しみを和らげるために何かしたいと思うのです。コンパッションは、現在のところ定まった定義はありませんが、最近の研究では「他人の苦しみを目にすることで生じ、その後の支援への欲求を動機づける気持ち」[3]とされています。

2 ◎ 共感疲労

　共感疲労とは、苦しみとストレスへ長期間さらされた結果として消耗したり機能障害に陥ったりする状態[4]のことです。最初に報告された看護分野の論文では、人をケアする専門職に影響を与えるものでバーンアウトの一種[5]とされていました。

　看護実践においては、共感疲労は、患者の痛みや苦しみにエンパシーをもってかかわった結果生じた疲れ切った重苦しい[6]心の状態をいいます。患者の苦痛を自分のこととして感じる感受性の強い看護師は共感疲労を起こしやすく、共感疲労は、心的外傷後ストレス障害の一つともいわれています。共感疲労は、看護師の気力を低下させ、身体的、感情的に消耗させ、仕事のパフォーマンスを損ない、欠勤や転職を引き起こすことがあります[7]。

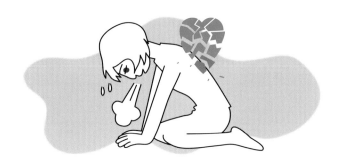

　共感疲労は、原文では"compassion fatigue"といいます。"compassion fatigue"は直訳するとコンパッションの疲労となってしまいます。しかし、コンパッションそのものが疲労するのではありません。そしてコンパッションをもって思いやりを示すことが看護師の疲労をもたらすというのでもありません。

　疲労するのは、エンパシーでもって、思いやりを与える場合です。ですから共感疲労は、"empathic fatigue（エンパシーの疲労）"というほうが正確かもしれません。

　共感疲労によって人に優しくできなくなったときは要注意です。そのときは、疲れ果てた自分にエネルギーチャージが必要です。そのためにセルフ・コンパッションがあるのです。

> ### 3 ○ セルフ・コンパッションの構成要素

　コンパッションは、そもそもは自分に対する思いやりと他人に対する思いやりの両方を意味していたのですが、主に後者に用いられるようになりました。なので、自分への思いやりは、あえて「セルフ」をつけて、セルフ・コンパッションとよばれるようになりました。セルフ・コンパッションを培えば、共感疲労を生じることなく、エネルギーチャージをして、また患者に向き合えるようになります。

　セルフ・コンパッションは、テキサス大学のネフ（Neff K）によって3つの要因「マインドフルネス」「共通の人間性」「自分への優しさ」から構成されるといわれています[1]。

1 ▶ マインドフルネス

　🔹Lesson 4で解説したように、今、ここにいる自分をあるがままに判断を加えることなく受け止めることです。たとえば、忙しいときに後輩がもたもたしているのを見て、イライラして強い口調で

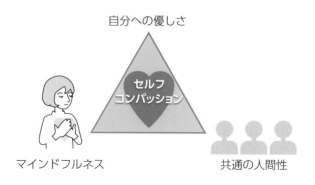

自分への優しさ

セルフ
コンパッション

マインドフルネス　　　　　　　　　　共通の人間性

叱ってしまったあと、自己嫌悪になってしまったことはありませんか。そういうときに、「自分は今やらなければいけない仕事に追われて限界なんだ」「いつもなら後輩には優しく接することができるのに、それができないほど切迫していたんだ」「今の発言は『八つ当たり』かもしれない」と良い悪いを判断せず、現状を把握することです。

2　共通の人間性

　「人類はみな同じ。人間だから失敗もする」または「人は誰もが完全ではなく、不完全な存在である」と知ることです。「余裕がなくて後輩に八つ当たりしたけど、私も先輩に八つ当たりされたことがある。先輩も大変だったんだな」「人間だから仕方ない。誰でもイライラすることはあるよね」と理解することです。

3　自分への優しさ

　文字どおり、自分に優しくすることです。「八つ当たりしたことは申し訳ないと思う。でも私はそのとき限界だった、大変だった」「怒鳴ってしまったのは申し訳ないけれど、よくあの場面を切り抜けられたと思う」「後輩には怒鳴ったことを後悔していると謝ろう」「素直に謝れば後輩も、きっと私の気持ちをわかってくれるよ。だから謝ろうね」と優しく自分に語りかけることです。

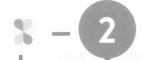

 POWER TO OVERCOME

セルフ・コンパッションを
高めよう！

Lesson **5** 自分に思いやりをもとう（セルフ・コンパッション）

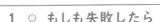

1 ○ もしも失敗したら

　友達がもしも失敗したら、あなたは友達にどのように声をかけますか。おそらく、失敗を後悔している友達に寄り添い、話を聴き、「つらかったね」「大丈夫だよ」「次に頑張ればいいから前を向こう」などと、その人の苦しみが癒され、前向きになれるような言葉をかけると思います。

　では自分が失敗したらどうでしょうか。きっと多くの人は「なんでこんな失敗をしてしまったの！」「私には能力がない」「自分は最低だ」と自己批判をするでしょう。自己批判どころか、自分を卑下し罵倒する人もいるかもしれません。なぜ自分にも「つらかったね」「大丈夫だよ」「次に頑張ればいいから前を向こう」と言ってあげないのでしょうか。

　もちろん、自分の失敗した原因を探り、振り返りをすることは大切です。しかし、自分を責めてばかりいては、振り返りをするエネルギーすらなくなります。失敗をしたときこそセルフ・コンパッションを活用し、平常心を取り戻し、自分の失敗を認め、どうしたらよいか方略を立てていくのです。

2 ◎ セルフ・コンパッションに対する疑問

1 ▶ 自分を甘やかすのではないか

「自分へ思いやりをもつということは、自分を甘やかすことになりませんか」という前節の質問ですが、答えはもちろん「甘やかすことになりません」。自分への思いやりをもつことは、自分が生きたい人生を生きられるように、なりたい自分になれるように、つまり自分が成長する方向に自分を導くことです。

筆者はコタツに入って大きなクッションを抱いて横たわり、コーヒーを飲みながらチョコレートを食べることが大好きです。自分を甘やかすのであれば、ずっとそうしていればいいのです。しかし、セルフ・コンパッションがあれば、「このままでいることが自分の成長につながるのか」と考えます。そしてコタツから抜け出し、後悔しないようにやるべきことをやろうと、自分を励ますことができるのです。

2 ▶ 思い上がるのではないか

前節のもう一つの疑問「思い上がるのではないですか」に答える前に、自尊感情とセルフ・コンパッションの違いを理解しましょう。一言でいえば、自尊感情は評価の軸が他人にあり、セルフ・コンパッションは評価の軸が自分にあるという違いがあります。

自尊感情は、自分への肯定的な評価や称賛によって高まるものです。常に他人の目を気にしており、良い自分を見せようとします。そのため、人がほめてくれないと自尊感情が崩れ、もっとほめられたいと背伸びをします。逆境にあった際にも、ほめてくれる人がいないと乗り越えられません。

セルフ・コンパッションは、自分のイメージを好ましく保とうと管理するのではなく、すべての人間は強さと同時に弱さももち合わせている[1]ということを受け止めることです。自分を実際以上に良

く見せる必要はないため、ありのままの自分でいられます。逆境に
おいても、今起こっていることが何かを認識し、方略を考え対処す
ることができるため、レジリエンスも高められるのです。

3 ▶ 患者が第一ではないか

　ここまでの説明を聞いてもまだ「自分への思いやりの前に、患者
さんが第一ではないですか」と納得できない人がいるかもしれませ
ん。たとえば、飛行機に乗ったときの安全対策を思い出してみてく
ださい。緊急時に酸素マスクが自動的に下りてきますが、親子連れ
の場合は、親と子のどちらから酸素マスクを装着するのでしょう
か。答えは「親から装着する」なのです。親に何かがあれば、子ど
もを守ることができないからです。ケアをする人が満たされて初め
て、ケアを必要とする人へのケアができるのです。

　患者に質の高いケアを提供するために、看護師はセルフ・コン
パッションを高める必要があるのです。

---

3 ○ セルフ・コンパッションを高める方法

　セルフ・コンパッションを高める方法として、MSC（Mindful
Self-Compassion）* 8) とCCT™（Compassion Cultivation
Training©）** 9) という2つのプログラムがあります。この2つに共
通するのが慈悲の瞑想***です。

　慈悲の瞑想は、大好きな人やお世話になった人、そして自分自

＊　MSC（Mindful Self-Compassion）：ガーマー（Germer C）とネフ（Neff K）
による、マインドフルネスとセルフ・コンパッションのスキルを組み合わせて、感情
のレジリエンス（Lesson 1参照）を高めるためのプログラム。
＊＊　CCT™（Compassion Cultivation Training©）：スタンフォード大学で開発さ
れた8週間のプログラムで、心理学、神経科学、瞑想の実践からの洞察とテクニック
を取り入れている。
＊＊＊　慈悲の瞑想（loving-kindness meditation：LKM）：マインドフルネスの実践
で用いられる瞑想の一つ。慈愛の瞑想（メディテーション）などとも訳される。

ワークしてみよう！

Ⅰ 慈悲の瞑想

　安楽な姿勢をとり目を閉じてください。目を閉じるのに抵抗がある場合は、目を半開きにして少し先を見てください。

　ゆっくり呼吸をしてください。呼吸をするときは鼻の穴に息が通るのを感じてください。

　あなたの大切な人を思い描いてください。その人に向けて、優しい気持ちで心の中で唱えてください。

> あなたが無事でありますように
> あなたが幸せでありますように
> あなたが健康でありますように
> あなたが安らかでありますように

　あなたの大切な人とあなたが一緒にいることを思い描いてください。そして優しい気持ちで心の中で唱えてください。

> あなたと私が無事でありますように
> あなたと私が幸せでありますように
> あなたと私が健康でありますように
> あなたと私が安らかでありますように

　今度は自分に向けて、優しい気持ちで心の中で唱えてください。

> 私が無事でありますように
> 私が幸せでありますように
> 私が健康でありますように
> 私が安らかでありますように

その次は、通りすがりの人（コンビニエンスストアの店員や駅員など）や苦手な人、生きとし生けるものすべてに対象を広げてみましょう。

2　セルフ・コンパッションの声を出してみよう！

あなたは温泉につかったとき、どんな声が出ますか。仕事の後にビールで乾杯するときはどうでしょうか。そのときの「はあ〜」や「ぷはーっ」という声を出してみましょう。これが、あなたが本能的に自分を癒しているときの声、いわばセルフ・コンパッションの声なのです。

3　自分で自分を抱きしめてみよう！

自分を抱きしめるように自分の体に両腕を回してみると、そのぬくもりでオキシトシンが分泌されて、思いやりの気持ちが生まれてきます。オキシトシンはホルモンの一つで、授乳の際に分泌されます。ヒトの愛情や信頼などに関係のある物質と考えられています。

以上は MSC のプログラム[8]のなかから取り上げ、皆さんの身近にあるものにたとえて紹介しました。詳しく知りたい人は、MSC や CCT™ を受けてみてください。

身、さらには苦手な人、通りすがりの人、生きとし生けるものすべてに対して、その人たちの無事、幸せ、健康、安らぎを願う瞑想です。

　筆者らは、看護学生を対象にして、慈悲の瞑想を中心としたプログラム（呼吸の瞑想、レーズンエクササイズも含めたもの。詳細は ❋Lesson 4、p.58参照）を3週間行いました。その結果、セルフ・コンパッションは介入前に比べて有意に上昇しました。また、ストレスの指標である唾液中のアミラーゼやコルチゾールは、セッションの後で有意に低下し、アミラーゼは最初のセッションと比較し

て、2回目、3回目のセッションで有意に低下しました。このように、慈悲の瞑想はストレスを低下させ、セルフ・コンパッションを高める[10] ことが示されました。

　そのほかにも、いろいろな研修で慈悲の瞑想を行っていますが、研修後のアンケートではいつも「癒された」「涙が出てきた」と好評です。最近、人に優しくできないと感じている人は、慈悲の瞑想をお勧めします。p.76の「ワークしてみよう！」で体験してみましょう。

まとめ

- ☑ 看護師も自分への思いやり（セルフ・コンパッション）をもってよい。

- ☑ 思いやりにはエンパシーとコンパッションがある。

- ☑ コンパッションは、他人の苦しみを目にすることで生じ、その後の支援への欲求を動機づける気持ちである。

- ☑ 共感疲労はエンパシーの疲労である。

- ☑ セルフ・コンパッションをもつことで、共感疲労を生じないようにエネルギーチャージできる。

- ☑ セルフ・コンパッションは、マインドフルネス、共通の人間性、自分への優しさの3つの要素で構成されている。

- ☑ セルフ・コンパッションを高めるプログラムとして MSC と CCT™ がある。

- ☑ セルフ・コンパッションを高めるために慈悲の瞑想が用いられる。

文　献

1)Neff K（著），石村郁夫，樫村正美（訳）（2014）．セルフ・コンパッション―あるがままの自分を受け入れる．金剛出版．

2)内閣府政府広報室（1993）．看護に関する世論調査．
　　<https://survey.gov-online.go.jp/h04/H05-01-04-16.html>［2020．March 16］

3)Goetz JL, Keltner D, Simon-Thomas E（2010）．Compassion：an evolutionary analysis and empirical review. Psychological Bulletin, 136（3）：351-374.

4)Stamm BH（2012）．Professional Quality of Life：Compassion Satisfaction and Fatigue Version 5（ProQOL）．
　　<https://proqol.org>［2020．March 16］

5)Joinson C（1992）．Coping with compassion fatigue. Nursing, 22（4）：116, 118-120.

6)Melvin CS（2012）．Professional compassion fatigue：what is the true cost of nurses caring for the dying? International Journal of Palliative Nursing, 18（12）：606-611.

7)Sheppard K（2015）．Compassion fatigue among registered nurses：connecting theory and research. Applied Nursing Research, 28（1）：57-59.

8)Neff K：Self-compassion.
　　<https://self-compassion.org/the-program/>［2020．March 16］

9)Compassion Institute.
　　<https://www.compassioninstitute.com/>［2020．March 16］

10)Akiyama M, Sugawara D, Arimatsu K, et al（2018）．A Pilot study of Loving-kindness Meditation for Japanese Nursing Students. 9th European Conference on Positive Psychology（ECPP）．Budapest：Hungary.

Lesson ✿ 6

楽しいことを見つけよう

1 ポジティブな感情とは

2 ポジティブな感情の効果

3 価値を見出す質問（アプリシエイティブ・インクワイアリー）

✏️ ワークしてみよう！

▶ 気分転換は何ですか？

▶ ポジティブな感情を喚起することに目を向ける

▶ こんな病棟で働きたい！

1

ポジティブな感情とは

1 ○ ネガティブな感情とポジティブな感情

　ネガティブな感情は、危険を回避し、生き延びていくために必要な感情とお話しました（❀Lesson 3、p.38）。一方で、ポジティブな感情は、幸せやウェルビーイングとも関連する感情で、人が成長し、より豊かな人生にするために必要なものです。

　ポジティブな感情とは、いわゆる「いい気分」のことで、ポジティビティ（肯定的であること）をもたらす感情です。たとえば、喜び、感謝、安らぎ、興味、希望、誇り、愉快、鼓舞、畏敬、愛があります[1]。

　フレドリクソン（Fredrickson BL）は、ネガティブな感情は「何ができるか？」と考え、思考の範囲を狭めますが、「ポジティブな感情は、それを広げる働きをすること、さまざまな考え方や行動に目を開かせる」[1]としています。また、ネガティビティ（否定的であること）について、「必要なもの」か「いわれのないものか」見分ける方法として、「事実にきちんと向き合うことができ、そこから先に進めるならば、必要なネガティビティである」[1]としています。

2 ○ 拡張 – 形成理論

ポジティブな感情に関する理論として、フレドリクソンの拡張-形成理論*があります。人は、明るい気分で興味をもち、好奇心に突き動かされて行動しているときには、多くを学ぶことができ、ポジティブな感情が心と精神の働きを広げることにより、私たちは新しいスキルや人間関係、知識、生き方などを発見したり、作り上げたりすることができる[1] という理論です。フレドリクソンはこれを「ポジティブな感情の経験」「思考-行動レパートリーの一時的拡張」「個人資源の継続的形成」「人間のらせん的変化と成長」という4つのプロセス[2] で説明しています。このプロセスは、らせん状に上昇して展開していきます（図6-1）[3]。

拡張-形成理論は、看護においても、マネジメントするうえで、スタッフのモチベーションやレジリエンスを高めることに応用できる理論です。

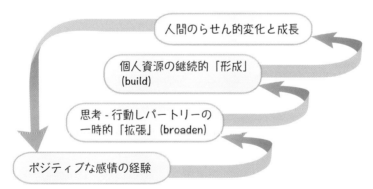

図6-1　ポジティブな感情の拡張-形成理論

大竹恵子（2006）．ポジティブ感情の機能と社会的行動．島井哲志（編），ポジティブ心理学—21世紀の心理学の可能性，ナカニシヤ出版．より引用

---

*　拡張-形成理論（broaden-and-build theory）：フレドリクソン（Fredrickson BL）が提唱した理論。ポジティブな感情には拡張（broaden）と形成（build）という機能があり、思考-行動のレパートリーが拡張されるとした。

I 気分転換は何ですか？

あなたの気分転換になることを、思いつくままに書き出してみましょう。

>
>
>
>
>
>

　可能なら、同僚や友達と一緒に書き出してみましょう。書き出した内容について、皆で「それ、いいね！」と言い合い、共有します。話した人は、承認された喜びを得て、ポジティブな感情が育まれます。

　このワークを行うと、「温泉！」「カラオケ！」と発表した人に、周りの聞いている人たちが「それ、いいね！」とこたえて盛り上がります。皆笑顔で本当に楽しそうです。

　このワークでは、楽しい場面を通じて、自分がポジティブになるための知恵を共有し合うことで、ネガティブスパイラル（❀Lesson 3、p.38）と逆向きのポジティブな上昇スパイラルにつなげていきます。

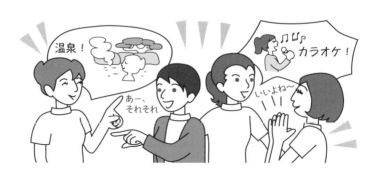

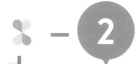

POWER TO OVERCOME

ポジティブな感情の効果

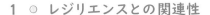

1 ○ レジリエンスとの関連性

　フレドリクソンは、アメリカ同時多発テロ事件*の第一報を自宅から列車で17時間離れたところで受け取りました。そのとき、「このテロの起こる世の中でポジティブな感情の研究が重要なのだろうか」[1]と疑問をもちながら、列車で自宅へと向かいました。しかし長時間列車に乗っている間、隣に居合わせた見知らぬ人々同士が話しはじめ、徐々に人間同士のつながりができ、時には笑い声さえ聞かれたことから、「この国家的悲劇の最中にあっても、ポジティブな感情は価値をもつ」[1]と信じ、その後の立ち直りを調査しました。すると、この事件前に行った調査で、レジリエンスが高いとされた人は早く立ち直ることがわかりました。そして、「立ち直りの早かった人」と「立ち直りの遅かった人」を比較して、最も決定的に違っていたのはポジティビティの量[1]だったという結果が得られました。

＊　アメリカ同時多発テロ事件：2001年9月11日、アメリカのニューヨーク、ワシントン、ピッツバーグで起きたテロ事件。ハイジャックされた4旅客機が次々とビルに激突・墜落した。約3,000人の犠牲者を出し、政治、経済を大混乱に陥れた。

このように、ポジティブな感情はレジリエンスと関連しています。

ポジティブな感情と健康との関係を検討した研究もあります。

高血圧、糖尿病、呼吸器感染症において、ポジティブな感情の一つである「希望」のレベルが高いほど、疾患に罹患または発症する可能性が低下[4]するという研究や、「好奇心」のレベルの高いと、高血圧および糖尿病の可能性が低下するという研究が報告されています。この結果から、ポジティブな感情が病気の発症を予防する役割を果たしている可能性が考えられます。

また、ポジティブな感情である「感謝」は、心血管への健康の転帰を改善するうえで重要な役割を果たしていることが示されました。13件の研究のレビューの結果から、「感謝」の気持ちは、血管内皮機能障害や、予後の炎症性マーカーなどのバイオマーカーにプラスの影響を与え、健康行動のアドヒアランスを向上させることが示されました[5]。さらに、「感謝」の気持ちが、心血管疾患患者の健康行動の改善につながることも示唆されました。

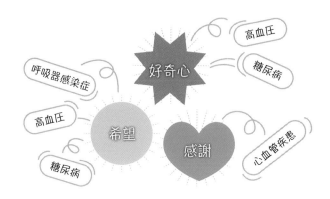

ワークしてみよう!

2　ポジティブな感情を喚起することに目を向ける

　私たちは日々の忙しさに追われ、身の回りにある良いことを当然のことのように思い、その良さに気がつかないでいます。また、最近、スマートフォンばかり見ていると思ったら、たまには周囲に目を向けて、散歩をしてみましょう。

◆「散歩を味わう」ワーク[6]

- 1週間、毎日一人で20分、散歩すると決めます
- よほど天気が悪くない限り、予定どおり散歩しましょう
- 少しの雨なら、傘かレインコートを用いて、このエクササイズを行いましょう

Greater Good in Action, Science-based Practice for a Meaningful Life. Savoring Walk. より引用

　散歩をするときは、周囲を見回して、景色、音、においなど、ポジティブな感情を喚起するものに注意を向けます。たとえば、高い木に目をみはること、複雑な構造の建物に興味をもつこと、窓や水たまりにさす太陽の光、草や花の香りを味わうこと、通りを歩く人々を注目して見ることなどによって、ポジティブな感情が湧き起こります。

　目にするものを見過ごさないで認識することで、気づきを得ることができるのです。見るものや聴こえるもの、五感を通じて感じることに立ち止まり、気づきを向けてください。そして、自分を心地良くするものが何なのか、探し当ててください（ただし、車や他の歩行者に十分気をつけてください）。

　散歩を通じてどんな気づきを得ましたか。書き出してみましょう。

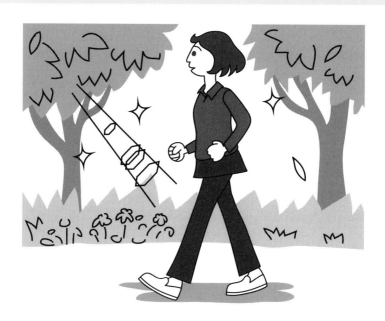

◆「日常にあるものを味わう」ワーク

　好きな飲み物、コーヒーやハーブティーなどの香りをじっくり味わい、どん
なふうに感じたか書いてください。

```


```

　好きな石けんやエッセンシャルオイルなどの香りをじっくり味わい、どんな
ふうに感じたか書いてください。

```


```

鈴や風鈴を鳴らしてみて、その音が聴こえなくなるまで耳を澄ませ、どんなふうに感じたか書いてください。

> [   ]

このワークは、マインドフルネスのレッスンのワーク（❋Lesson 4、p.58）とともに、気づきの力を高めます。

ポジティブな感情を喚起するものに注目して散歩をした人は、ネガティブな感情を喚起するものに注目して散歩した人や、どちらの感情も喚起しないものに注目して散歩をした人と比べて、1週間後に幸福度が上昇したと報告されています[7]。

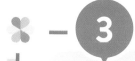

価値を見出す質問（アプリシエイティブ・インクワイアリー）

1 ◎ 価値を見出す質問（アプリシエイティブ・インクワイアリー）とは

　筆者は研修で、価値を見出す質問*を用いたグループワークを行います。これは、クーパーライダー（Cooperrider DL）とホイットニー（Whitney D）が提唱したもので、人材開発やマネジメントの分野において、ポジティブな革命を創造するもの[8]とされています。

　従来の問題解決型のアプローチでは、問題が生じ、その問題を特定することから始まります。そして「原因を分析する→可能な解決方法を分析する→アクションプランを立てる」と進んでいきます。基本的な前提は、組織は「解決すべき問題」ということです。

　価値を見出す質問のアプローチでは、最高の価値を発見して大切にすることから始まります。そして「あり得る最高の状況を想像する→どうあるべきかについて対話する」と進んでいきます（表6-1）。基本的な前提は、組織は「喜んで未知のものに取り組むも

＊　価値を見出す質問（appreciative inquiry：AI）：アメリカで開発された人材開発や組織活性化のアプローチの一つ。appreciativeは「鑑識眼のある」「感謝している」、inquiryは「質問」などを意味する。ポジティブな問いによって強みを発見し、可能性を拡張させるためのプロセスである。

表6-1　価値を見出す質問（アプリシエイティブ・インクワイアリー）の4つのD

> ● Discovery（発見）：価値の発見
> ● Dream（夢）：最高の状況を想像する
> ● Design（デザイン）：どうあるべきかデザインする
> ● Destiny（未来に起こること）：達成に向けて実行する

Cooperrider DL, Whitney D（2005）. Appreciative inquiry：A positive revolution in charge. Berrett-Koehler Publishers.

の」[8]ということです。

2 ◎ 価値を見出す質問を用いた研修

　価値を見出す質問を用いた研修では、看護師を対象に「こんな病棟で働きたい！」をテーマにグループワークを行います。

　筆者が「日頃、こんなことを言ったら笑われるかも、怒られるかも、予算がないから無理、などとあきらめて言わないでいることはないですか？」と参加者に問いかけると、うなずいている人が何人かいます。

　「どんなことでも結構です。予算がなくても、宝くじに当たったと仮定したり有志で集めたりして、なんとか用意してください」と言うと、皆さんは笑いながら説明を聴いています。「では、あなたの夢の病棟を語ってください」と言うと、皆さんはいきいきとした表情で対話を始めます。

　次のワークで、あなたもやってみましょう。

3　こんな病棟で働きたい！

　価値を見出す質問の４つのＤを使って、あなたが働きたい「最高の病棟」を考えていきます。

　あなたが「こんな病棟で働きたい」と願う「最高の病棟」とは、どんな病棟ですか。まずは「最高の病棟」を発見してください。

　より具体的に、あなたが働きたい「最高の病棟」を想像してください。

　「最高の病棟」を実現するための具体策をデザインしてください。

　あなたが働きたいと願う「最高の病棟」を考えるプロセスをとおして、あなたのなかに起こったポジティブな感情を、ぜひ実行にうつしてください。

このワークを行うと、「患者さんに良いケアを提供するために私たちが元気じゃないと」「みんなが信頼し合って、患者さんのケアについてたくさんアイデアを出せるような病棟にしたい」と、みんなの願いがどんどん出てきます。そして、「そのために給料をあげてもらおう」「身体を鍛えるためのジムを院内に作ってほしい」「病棟に花を飾って癒されたい」「おいしいお茶とお菓子を休憩室に常備したい」など、様々なアイディアが飛び出します。楽しそうにいきいきと語る皆さんの様子を見て、筆者もつい笑顔になってしまいます。

「こうあるべき」という病棟目標よりも「こうしたい」という病棟目標のほうが、「実現したい」と努力したくなるものです。

3 ○ 価値を見出す質問の効果

価値を見出す質問の効果として、組織の目標を達成する、ポジティブな組織をつくる、共通の目標に向かって一丸となるメンバーを作り出す、参加者の主体性を引き出す、仲間同士の人間関係をよくする、個人を成長させる、組織力やチーム力を強化するなどがあげられています[9]。これは拡張-形成理論のチーム版といえます。

価値を見出す質問は、アメリカの医学教育でも用いられ始めています。皆さんもぜひ価値を見出す質問を用いて、「最高の病棟」をつくってください。

ま と め ─────────────

✓ ポジティブな感情は、幸せやウェルビーイングと関連し、成長し、より豊かな人生にするために必要なものである。

✓ ポジティブな感情の代表的な理論として、フレドリクソンの拡張 - 形成理論がある。

右側縦書き：

Lesson

6

楽しいことを見つけよう

☑ ポジティブな感情はレジリエンスを高める。

☑ ポジティブな感情は身体的健康に関連する。

☑ 五感をとおしていろいろなことを味わうことはポジティブな感情を高める。

☑ 価値を見出す質問（アプリシエイティブ・インクワイアリー）は、問題解決型ではなく、最高なものを探求するアプローチである。

☑ 価値を見出す質問を用いることで、ポジティブな組織、チームがつくれる。

文　献

1）Fredrickson BL著, 植木理恵（監）, 高橋由紀子（訳）（2010）. ポジティブな人だけがうまくいく3：1の法則. 日本実業出版社.
2）大竹恵子（2006）. ポジティブ感情の機能と社会的行動. 島井哲志（編）, ポジティブ心理学—21世紀の心理学の可能性, ナカニシヤ出版.
3）Fredrickson BL（2001）. Positive emotion. In Snyder CR, Lopez SJ（eds.）, Handbook of positive psychology, Oxford University Press.
4）Richman LS, Kubzansky L, Maselko J, et al（2005）. Positive emotion and health: going beyond the negative. Health Psychology, 24（4）: 422-429.
5）Cousin L, Redwine L, Bricker C, et al（2020）. Effect of gratitude on cardiovascular health outcomes: a state-of-the-science review. The Journal of Positive psychology. <https://doi.org/10.1080/17439760.2020.1716054>[2020.April 30]
6）Greater Good in Action, Science-based practice for a meaningful life. savoring walk.<https://ggia.berkeley.edu/practice/savoring_walk>[2020.April 30]
7）Bryant FB, Veroff J（2007）. Savoring: A new model of positive experience. Lawrence Erlbaum Associates.
8）Cooperrider DL, Whitney D（2005）. Appreciative inquiry: A positive revolution in change. Berrett-Koehler Publishers.
9）渡辺誠（2016）. 米国人エグゼクティブから学んだポジティブ・リーダーシップ-やる気を引き出すAI（アプリシエイティブ・インクワイアリー）. 秀和システム.

Lesson ✻ 7

自分の良いところを見つけよう

1 強み（ストレングス）とは

2 強みを生かす

3 ワークしてみよう！

▶ 得意なことを探してみよう

▶ 強みを使ってみよう

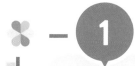

強み（ストレングス）とは

1 ◎ 「できない」という思い込みからの解放

　看護師は、入職1年目などの節目や、日々の業務のなかでも振り返りの場面がたくさんあります。振り返りでは、できないところを指摘されることが多いと思います。自分の苦手なことやできないことを客観的にとらえ、どうしたらよいかという建設的な方略を考えられればよいのですが、できないことを指摘されるだけでは、自信を失い、萎縮してしまいます。自信を失うだけでなく、「どうせ自分なんて」「自分は何をやってもだめだ」と自己批判・自己否定が高じて抑うつ的になるおそれもあります。

　また、得意なことがあるのに、「できない」という思い込みからそれに気づいていないこともあります。次のワークでは、思い込みという色眼鏡をはずし、自分の得意なことを見つけていく方法を紹介します。

ワークしてみよう！

I 得意なことを探してみよう

あなたが子どもの頃、得意だったことは何ですか。看護に関することに限定せず、走るのが速かった、お絵かきが得意だったなど、思いつくままに書き出してください。

あなたが今、得意なことは何ですか。看護に関することに限定せず、何でも書き出してください。

あなたの今の仕事のなかで、得意としていることは何ですか？

得意としていることには、空気を吸うように自然にできることもあれば、努力して得意になったこともあるでしょう。

　あなたが努力して得意になったことは何ですか？

（記入欄）

　苦手だったことを努力して得意なことにするということは、素晴らしいことです。その努力は尊敬に値します。

　あなたには、このように素敵なところがあるのです。

　次に、書き出した得意なことを考慮しながら、あなたの素敵なところを書き出してみましょう。

（記入欄）

　家族や友達にも、あなたの素敵なところを聞いてみましょう。

（記入欄）

家族や友達、同僚など、自分の周囲の人に指摘してもらうことで、自分で気がつかなかった素敵なところを発見できます。

研修でこのワークを行うと、「今まで自分はダメなところを指摘されてばかりいたけれど、素敵なところを言ってもらえて自信がもてた」「相手の素敵なところを考えていくうちに、自分がこれまで人の欠点ばかり見ていたことに気がついた」などの意見が聞かれました。自分や相手の素敵なところを見つける作業は、ワクワクする楽しい作業だということがわかります。

2 ○ 「強み」の定義

ウォーターズ（Waters L）は、強みを定義して、表7-1[1]の4つの特徴を示しました。これを見ると、「どうせ自分なんて」や「自分は何をやってもだめだ」と自己否定をすることとは反対の要素といえます。

強みの具体的な内容は何でもよいのです。また、優劣をつけるものでもありません。強みは、その人の個性や持ち味といえるでしょう。そして、強みを生かすことで、その人の個性に応じた看護を展

表7-1　ウォーターズの強みの定義（強みの4つの特徴）

> ● 活力を与えてくれ、頻繁に活用することで、良い成績がとれたり良い仕事ができたりするポジティブな特徴
> ● 生産的な方法として活用することで、目標の達成と成長につながる特徴
> ● もって生まれた能力と、熱心な努力によって形成される特徴
> ● 皆に認められるとともに、周囲の人の人生にポジティブな影響を与える特徴

Waters L（著），江口泰子（訳）（2018）. ストレングス・スイッチ─子どもの「強み」を伸ばすポジティブ心理学. 光文社，p.14-15. をもとに作成

右縦書き: Lesson 7 自分の良いところを見つけよう

開することができるようになります。

3 ○ Value in Action (VIA)

　文献のレビューや研究者によるディスカッションなどから、ピーターソン（Peterson C）とセリグマン（Seligman MEP）は、人のポジティブな特性をまとめ、「正義」「節度」「知恵と知識」「超越性」「人間性と愛」「勇気」の6つの領域を抽出しました[2]。その下には24の小項目（Values in Action：VIA）*があります（表7-2）[3]。

　筆者は、病院の臨床指導者（以下、指導者）たちに「自分の強み

表7-2　Values in Action（VIA）

正義	節度	知恵と知識	超越性	人間性と愛	勇気
平等・公平	思慮深さ・慎重	向学心	審美心	親切	勇敢
リーダーシップ	謙虚	好奇心・興味	感謝	愛する力・愛される力	勤勉性
チームワーク	自己コントロール	判断	希望・楽観性		誠実性
		独創性	精神性		
		社会的知能	寛大		
		見通し	ユーモア・遊戯心		
			熱意		

島井哲志（2006）．ポジティブな特性としての人徳―日米の比．島井哲志（編），ポジティブ心理学―21世紀の心理学の可能性．ナカニシヤ出版．p.162．より引用

---

*　ポジティブ心理学を提唱したセリグマンにより、24の強みリスト（VIA）が作成され、測定尺度としてVIA-IS（Values in Action Inventory of Strengths）が開発されている。

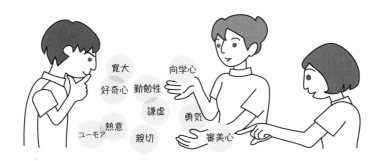

についてどう思うか」というインタビューをしました。ベテランの指導者ばかりだったので、たくさん自分の強みについて答えてくれるものと期待していました。ところが、「私に強みがあるかしら？」「自分はできないことがいろいろあるし、まだまだ未熟です」と、口々に自分の欠点をあげたのです。

　ベテランの優れた指導者であっても、自分の良いところは見えにくいようです。そこで、表7-2のリストを示すと、「リーダーシップならあるかも」「向学心はあります」と答えてくれました。このリストは、自分の強みを発見する手助けになります。

　皆さんも、表7-2のリストを見て、自分に当てはまると思った強みを書き出してみてください。

2

強みを生かす

1 ○ 強みを上手に使う

　精神看護や老年看護の領域では、ストレングスモデル*が使われています。これは患者の問題点に焦点を当てるのではなく、患者の夢や希望を大切にしながら、患者の強み（健康なところ、得意とするところ）をアセスメントして伸ばそうとするモデルです。

　私たちも、自分の夢や希望を大切にして、自分の得意とすることや、素敵なところ、持ち味となるところを生かしていきたいものです。そうすれば、看護業務だけでなく、日常生活のすべてにおいて自己効力感（やればできるという気持ち）**が高まるでしょう。

　次のワークでは、強みの使い方を練習します。

＊　ストレングスモデル（strength model）：その人がもつ強みやポジティブな特性を見つけ出し、その強みを活用して支援する技法。
＊＊　自己効力感（self-efficacy）：ある行動について、それをうまく遂行できると自分の能力を認知していること。バンデューラ（Bandura A）が提唱した概念。

ワークしてみよう!

2 強みを使ってみよう[4]

　これは、自分の強みを使うための方法を考えるワークです。

　「1　強み（ストレングス）とは」の表7-2から、自分の強みを一つ選びます。たとえば「勇敢」を選んだ場合、「勇敢」を使う方法を考えます。挑戦したいと考えていたことのリストをつくり、そこから一つ選んでチャレンジしましょう。

　あなたが今日、使ってみようと思った強みは何ですか。そして、その強みを使うための方法を書いてください。

　次に、書き出したことを実行します。今日一日、意識して強みを使っていきます。

　このようにして、1週間、強みを使う方法を考え、実行していきます。数日にわたって同じ強みを使ってもよいですし、毎日違う強みでもよいです。

　1週間の終わりに、使った強み、方法、行ったこと、感じたこと、その経験から学んだことをまとめます。

　強みをどのような方法で使い、何を実行しましたか。

強みを使ったときに、どのように感じましたか。

この経験から何を学びましたか。

2 ○ 強みを使った行動の効果

　このワークを行った人は、行わなかった人と比較して、1週間後、幸福感が強まり、抑うつが低減したという研究結果[5]があります。強みは自覚するだけでなく、実際に使ってみることが大切です。強みを日々の生活で実際に使うことで、幸福感が増すことを実感するでしょう。

　ただし、「強みの使い過ぎ」[6]には注意しましょう。強みを使い過ぎると、「親切」が「おせっかい」になったり、「謙虚」が「卑屈」になってしまうなどの弊害があります。また同様に「強みの使わな

すぎ」ももったいないですね。

　強みをほどよく使うために、ニーミック（Niemiec RM）は、強みとマインドフルネスの統合[6]を提案しています。マインドフルネスを用いて自分自身をありのままに振り返ることで、強みがほどよく使えているかがわかります。また、マインドフルネスのワーク（● Lesson 4、p.58）を行った後に強みを使うワークを行うと、より効果的に強みを生かすことができます。

Lesson

7

自分の良いところを見つけよう

ま と め

☑ 「できない」という思い込みをはずし、できることや得意なことから自分の強みを探す。

☑ 周囲の人に指摘してもらうことで「自分で気がつかなかった」素敵なところを発見できる。

☑ 24 の強みリスト（VIA）は、強みを発見する手助けになる。

☑ 強みは自覚するだけでなく実際に活用する。

☑ 強みを活用することで幸福感が強まる。

☑ 強みは使い過ぎに注意し、マインドフルネスを併用してほどよく使う。

文　献

1）Waters　L（著），江口泰子（訳）（2018）．ストレングス・スイッチ―子どもの「強み」を伸ばすポジティブ心理学．光文社．
2）Peterson　C（ed），Seligman　MEP（2004）．Character Strengths and Virtues：A Handbook and Classification．Oxford University Press.
3）島井哲志（2006）．ポジティブな特性としての人徳―日米の比．島井哲志（編），ポジティブ心理学―21世紀の心理学の可能性．ナカニシヤ出版．p.162．
4）Greater Good in Action. Use Your Strengths.
　　＜http://ggia.berkeley.edu/practice/use_your_strengths＞［2020．April 27］
5）Seligman　ME, Steen　TA, Park　N, et al（2005）．Positive psychology progress: empirical validation of interventions. American Psychologist, 60（5）：410-421.
6）Niemiec RM（2013）．Mindfulness & Character Strengths：A Practical Guide to Flourishing. Hogrefe & Huber Publishing.

Lesson ✽ 8

すべてのことに感謝しよう

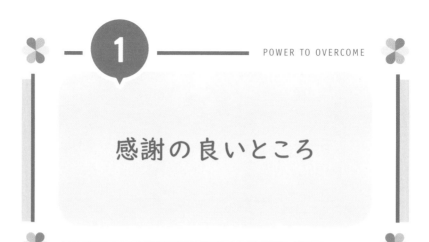

感謝の良いところ

　看護師が仕事をしていて、喜びを感じる瞬間の一つは、患者から「ありがとう」と言われたときです。「ありがとう」は魔法の言葉のように、私たちのモチベーションを高めてくれます。

　感謝には2つの重要な要素があります。一つは「この世界には良いことがあると肯定すること」、もう一つは「この良いことは、私たちが日常生活で良いことを行うことができるように、周りの人（もしくは天や神という超越した存在）から、受け取った"贈りもの"だと思うことができること」です[1]。

　また、感謝は関係性を強めるという働きもあります[1]。受け取ったものをありがたく思うだけではなく、それをお返ししようと思う気持ちが生じるからです。

　冒頭でも述べましたが、私たちが患者さんをケアして、患者さんに「ありがとう」と言われると、とてもうれしくなって、もっと看護の仕事をがんばろうと思えるようになることがあるのは、そんなことからなのです。

　だから、私たちが仕事にも感謝の気持ちをもつことができれば、仕事も人生も充実すると思いませんか。

1 ○ 感謝の効用

1 ▶ 感謝は幸せにつながる

　感謝は、幸福感、人生満足度、ポジティブな感情を向上させ[2]、不安やうつを低減させる[3]とされています。感謝は幸福感につながり、幸福感が感謝を呼びます。スポーツ選手がヒーローインタビューで、喜びとともに周りの人への感謝を表現することからも実感できますね。

　また、神経難病をもちながら研究を続けたホーキング（Hawking SW）は「期待値が『ゼロ』まで下がれば、間違いなく今、自分にあるものすべてに感謝の念が湧く」と述べています。ホーキングは、自ら期待値を下げたのではなく、病気によって下げざるを得なかったのですが、その代わりに感謝の念が生まれたといえます[4]。

　当然のようにあることへの感謝、自分が生きていることへの感謝、こうした感謝をもてれば充足した幸せな気分になれるのです。

2 ▶ 感謝は思いやりを促進する

　感謝は、思いやり、好意、利他主義を促進するといわれています[5][6]。つまり、感謝をすれば思いやりや好意に満たされて、自分よりも他人の利益や幸福を追求しようとする考え方が育まれます。看護師にとっては、感謝することでケアの対象者に思いやりをもって接することができるということになります。

3 ▶ 感謝は健康につながる

　感謝は、免疫システムを強化して身体症状を減らしたり、自分の健康に気づかうようになったり、良い睡眠を促したりするという報告もあります[7][8]。これは、夜勤や交代勤務があり、体力を必要とする看護師にとっては大きな利点です。朝、目が覚めることに「ありがとう」、看護という仕事をもっていることに「ありがとう」、ごはんが食べられることに「ありがとう」と言ってみてはいかがで

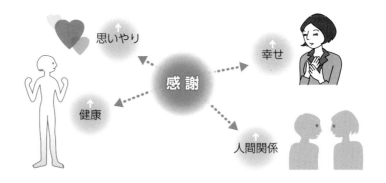

しょうか。今まで当たり前と思っていたことが、実は当たり前ではないという気づきをもつと、自分を取り巻くあらゆることに感謝できるようになります。それが健康にもつながっていくのです。

4 ▶ 感謝は人間関係を円滑にする

　先にも述べましたが、感謝を示すことで、友達や相手により親密にかかわることができ、関係性の満足感を高めるという報告があります[9][10]。看護師にとって、患者から「ありがとう」を言われることは何よりのご褒美です。患者の感謝の言葉から、喜んでもらえた、役に立てたというやりがいを感じ、モチベーションが向上します。「ありがとう」は、患者と看護師をつなぐエネルギーの源となるものです。

2 ● 当たり前のことを真摯に

　以上のように、感謝には様々な効用があります。しかし、いくら感謝が有益であるといっても、ケアをする側が受け手に感謝させようと意図して感謝されるものではありません。感謝されることを目的にする行為は本末転倒といえます。看護師は、目の前にいる患者に必要なことを当たり前に行い、かつその人を大切に思い尊重する姿勢や態度をとることが、シンプルですが大切なことです。

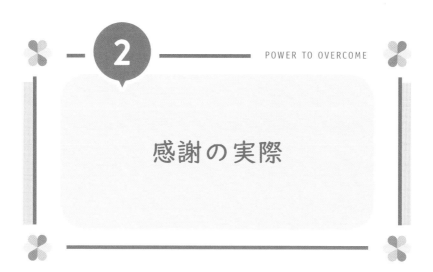

感謝の実際

1 ○ 良いことの見つけ方

　看護師の慌ただしい毎日には、うまくいかないことやイライラすることもたくさんあります。「良いことなど何もない！」と思うこともあるでしょう。

　私たちはふだん、良いことがあっても特に感謝することなく当前のように受け取っています。しかし「当たり前」の日常が、実は奇跡の連続だと気づいたときに、この世界が幸せに満ちあふれていることを発見するのです。

　それは、宝くじに当たることや表彰されるような大きな出来事でなくてもよいのです。小さな幸せはたくさん存在します。朝、通勤電車のなかでたまたま席が空いていて座れたこと、座った席をお年寄りに譲ったら感謝されたこと、友達からチョコレートをもらったことなど、ちょっとした幸せはたくさんあります。こうしたちょっとした幸せを探すエクササイズをすると、日々の生活が宝の山になります。

✏ ワークしてみよう!

I 3つの良いこと [11]

▶ 毎日、寝る前に10分間ほど時間をとって、その日、自分にとってうまくいったことを3つ書き出します。そして、なぜそれがうまくいったのか説明を加えます。

▶ 頭の中で思い描くだけでなく、書き出して形にすることがポイントです。

▶ 些細なこと（同僚がコーヒーをいれてくれた）、大きなこと（昇進した）、何でもよいので書き出すというエクササイズを自分のルーティンにします。

▶ できれば1週間続けてみましょう。

◆「3つの良いこと」の書き方とポイント

> ①出来事にタイトルをつけます
> ②その出来事をできるだけ詳しく書き出します
> 　何が起こったのか、自分が何をしたのか（言ったのか）、ほかの人が何をしたのか（言ったのか）
> ③その出来事で感じたことを書き出します
> 　そのときどのように感じたのか、後でどのように感じたのか（思い出してどのように感じているのか）
> ④その出来事を説明します
> 　何がこの出来事を起こしたのか、なぜそのように進んだのか
> ※整った文章でなくても、どんな言葉で書いてもよいです。文法などは気にせず、できるだけ詳しく書きましょう
> ※ネガティブな感情に注意が向きがちであれば、良いことやポジティブな感情に焦点を当てます。これには努力が必要ですが、練習するうちに感じ方に違いが出てくるのを実感できるようになります

　筆者が複数の県の看護協会や病院、大学で行っている研修では、このエクササイズを取り入れています。このエクササイズは受講生にとても人気があり、特に3つの良いことを隣の席の人と共有するときは、盛り上がって楽しそうです。受講生からはよく「気づいていなかっただけで、世の中は良いことにあふれているのだとわかりました。感謝の気持ちが湧きました」という感想をいただきます。

2 ○ スタッフへの「感謝の手紙」

アメリカの病院で「感謝の手紙」の効果が紹介されています[12]。感謝の手紙は、職員の離職率の減少と患者満足度の向上に影響を及ぼしたと述べられています。

この手紙は、病院側からスタッフに送られたのですが、その内容は「あなたのケアのこんなところが素晴らしい。このようなケアをしてくれて感謝します」と具体的にほめています。この手紙を受け取ったスタッフのなかには、額縁に入れて飾る人や肌身離さず持っている人もいました。自分の行ったケアが人に認められることがいかに嬉しいかが示されています。

3 ○ 新人看護師への「感謝のカード」

筆者が行っている新人看護師向けの研修では、プログラムの終盤で先輩看護師から新人看護師へ「感謝のカード」を渡しています。そのカードはあらかじめ看護部の教育担当者に依頼して用意してもらうのですが、その際にお願いしていることがあります。それは、前述の「感謝の手紙」と同じように、その新人看護師が行ったケアを具体的に記述してほめてほしいということです。

単にほめるだけで、ケアの良いところを具体的に伝えなければ、受け取った新人看護師は実感が伴わず他人事のように感じます。「声かけが親身だと患者さんに喜ばれています」「準備が丁寧で手技が正確です」と記入すれば、「自分を見ていてくれたのだ」と、自信を失いがちな気持ちに染み込み、エネルギーを補充してくれるのです。このカードを渡すと、歓声とともに場は盛り上がり、なかには泣き出す新人看護師もいます。

受け取った新人看護師は、「頑張ってきたから、プリセプターか

ら『成長が感じられる』との言葉をいただけたのかなと思いました。人から評価してもらうことで自分の自信にもつながると感じたので、これからは私も、自分の良いころを探して言ってあげられるようになりたいと思います」と言いました。「ほめられた」「評価された」ことがいかに本人の自信になるかということを表しています[13]。

　看護師一人ひとりが「ありがとう」を率先して言い、ケアする人もされる人も感謝する病棟をつくり、それが地域へ、世界へと広がっていけば素晴らしいことです。

ま　と　め ─────────────────────────

☑　感謝は幸せにつながる。

☑　感謝は思いやりを促進する。

☑　感謝は健康につながる。

☑　感謝は人間関係を円滑にする。

☑　一日の終わりに「３つの良いこと」を書き出す。

☑　「感謝の手紙」「感謝のカード」を書いてみる。

文　献

1）Emmons R（2010）. Why gratitude is good. Greater Good Magazine.
   <http://greatergood.berkeley.edu/article/item/why_gratitude_is_good>
   [2020. March 16]
2）Watkins PC, Woodward K, Stone T, et al（2003）. Gratitude and happiness：Development of a measure of gratitude and relationships with subjective well-being. Social Behavior and Personality, 31（5）：431-452.
3）Wood AM, Froh JJ, Geraghty AW（2010）. Gratitude and well-being：a review and theoretical integration. Clinical Psychology Review, 30（7）：890-905.
4）桝本誠二（2018）. ホーキング―未来を拓く101の言葉. KADOKAWA.
5）Bartlett MY, DeSteno D（2006）. Gratitude and prosocial behavior：helping when it costs you. Psychological Science, 17（4）：319-325.
6）McCullough ME, Kimeldorf MB, Cohen AD（2008）. An Adaptation for Altruism：The Social Causes, Social Effects, and Social Evolution of Gratitude. Current Directions in Psychological Science, 17（4）：281-285.
7）Emmons R（2007）. Pay it forward. Greater Good Magazine.
   <https://greatergood.berkeley.edu/article/item/pay_it_forward>[2020. March 16]
8）Wood AM, Joseph S, Lloyd J, et al（2009）. Gratitude influences sleep through the mechanism of pre-sleep cognitions. Journal of Psychosomatic Research, 66（1）：43-48.
9）Lambert NM, Clark MS, Durtschi J, et al（2010）. Benefits of expressing gratitude：expressing gratitude to a partner changes one's view of the relationship. Psychological Science, 21（4）：574-580.
10）Algoe SB, Gable SL, Maisel NC（2010）. It's the little things：Everyday gratitude as a booster shot for romantic relationships. Personal Relationships, 17（2）：217-233.
11）Seligman ME, Steen TA, Park N, Peterson C（2005）. Positive psychology progress：empirical validation of interventions. American Psychologist, 60（5）：410-421.
12）Studer Q（著）, 鐘江康一郎（訳）（2015）. エクセレント・ホスピタル―メディカルコーチングで病院が変わる. ディスカヴァー・トゥエンティワン.
13）秋山美紀（2019）. ポジティブ心理学を活かした職場活性事例. Nursing BUSINESS, 13（1）：61-64.

Lesson

8

す
べ
て
の
こ
と
に
感
謝
し
よ
う

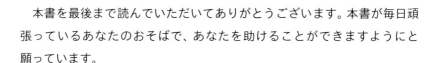

おわりに

　本書を最後まで読んでいただいてありがとうございます。本書が毎日頑張っているあなたのおそばで、あなたを助けることができますようにと願っています。

　オンライン上で、もしくは研修会などでお会いする機会があれば、ぜひ声をかけてください。そして本書で紹介したワークの感想などを聞かせていただければ嬉しいです。

　本書の執筆をいつも支えてくれた大切な家族には心から感謝しています。
　また、いつも元気づけていただいている東京医療保健大学の坂本すが副学長をはじめ、元上司である群馬大学の近藤浩子先生、現上司の廣島麻揚先生、精神看護学領域の林世津子先生、新榮こゆき先生、そして教職員の皆さまにも、本当にお世話になりました。
　慶應義塾大学大学院システムデザイン・マネジメント研究所の前野隆司先生、前野マドカさん、栗原志功さんはじめヒューマンシステムデザイン研究室（ヒューマンラボ）の皆さまにも、多くの励ましをいただきました。
　SPARKレジリエンスに関しまして、ご指導いただいたイローナ・ボニウェル先生、久世浩司先生、共に学んだ日本ポジティブ教育協会の足立啓美さん、鈴木水季さんからご協力をいただきました。
　看護学生へのセルフ・コンパッション向上の介入について、共同研究をさせていただきました関西学院大学有光興記先生、筑波大学菅原大地先生、MSCのご指導をいただきましたテキサス大学クリスティン・ネフ先生、ハーバード大学クリス・ガーマー先生、京都大学岸本早苗先生、CCTをご指導いただきましたスタンフォード大学リア・ウェイス先生、おかげさまで自分への思いやりを育むことができました。

UCバークレーのグレイターグッドセンターのヴィッキー・ザクシェフスキー先生には、自然に恵まれた環境でマインドフルネスやポジティブ心理学に基づくワークをご指導いただきました。また共に学んだドリス・スペリーさんには、バークレー滞在中にお世話になりました。

　臨床心理士のカーメル・シェリダン先生からは、看護師のためのマインドフルネスに関してたくさんのヒントをいただきました。

　ノースカロライナ大学のバーバラ・フレドリクソン先生には、お会いするたびに優しいお言葉をいただき、それが自分のモチベーションとなりました。

　皆さまには、この場を借りて心からお礼を申し上げます。

　遅筆である筆者を信じて辛抱強く待ち続けてくださったメヂカルフレンド社の佐々木満さん、本書が形になったのは、ひとえに佐々木さんのおかげです。本当にありがとうございました。また、本書にかわいいイラストを描いてくださったスタートラインさん、素敵なデザインの本にしてくださったスタジオダンクさん、そしてこの本を出版するにあたってお世話になったメヂカルフレンド社のすべての方にお礼を申し上げます。

※本書の内容は、独立行政法人日本学術振興会平成27年度科学研究費助成事業基盤研究（c）（課題番号15K11570）の助成を受けた研究がもとになっていることをお断りしておきます。

　看護職の皆さんが、自分自身のなかの宝物を見つけることを、いつも願っています。

2020年6月1日

秋山美紀

🔍 索 引

著者紹介

秋山 美紀 （Miki Akiyama）

埼玉県立大学保健医療福祉学部看護学科教授
慶應義塾大学大学院システムデザイン・マネジメント研究所研究員

北海道大学医療技術短期大学部看護学科卒業後、東京女子医科大学病院勤務。
東京大学医学部健康科学・看護学科卒業。
東京大学大学院医学系研究科健康科学・看護学専攻修士課程修了。
東京大学大学院医学系研究科健康科学・看護学専攻博士課程単位取得済み退学後
博士（保健学）取得。
2006年、東京医療保健大学医療保健学部看護学科
2021年より現職。

看護師のための「困難を乗り越える力」
―自分を思いやる8つのレッスン―

● ●

2020年6月25日　第1版第1刷発行　　　　　　　　　定価（本体2,200円＋税）
2022年4月5日　第1版第2刷発行

著　者　秋山　美紀 ©　　　　　　　　　　　　　　〈検印省略〉

発行者　小倉　啓史

発行所　株式会社 メヂカルフレンド社

〒102-0073　東京都千代田区九段北3丁目2番4号
麹町郵便局私書箱48号　電話（03）3264-6611　振替　00100-0-114708
https://www.medical-friend.co.jp

Printed in Japan
落丁・乱丁本はお取り替えいたします　　　　　印刷／奥村印刷㈱　製本／㈱村上製本所
ISBN978-4-8392-1655-9　C3047　　　　　　　　　　　　　　　　106139-211